Neuropsychologisches Befundsystem für die Ergotherapie

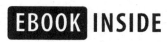 **INSIDE** Die Zugangsinformationen zum eBook inside finden Sie am Ende des Buches in der gedruckten Ausgabe.

Renate Götze

Neuropsychologisches Befundsystem für die Ergotherapie

4. Auflage

Mit 48 Abbildungen

Mit Geleitwort von Professor Georg Kerkhoff und einem
Vorwort von Professor Georg Goldenberg
Unter Mitarbeit von Frau Friederike Kolster

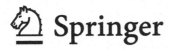

Springer

Renate Götze
München

ISBN 978-3-662-47812-7   ISBN 978-3-662-47813-4 (eBook)
DOI 10.1007/978-3-662-47813-4

Die Deutsche Nationalbibliothek verzeichnet diese Publikation in der Deutschen Nationalbibliografie; detaillierte biblio-
grafische Daten sind im Internet über ▶ http://dnb.d-nb.de abrufbar.

Umschlaggestaltung: deblik Berlin
Fotonachweis Umschlag: © deblik Berlin
Satz: Crest Premedia Solutions (P) Ltd., Pune, India

Gedruckt auf säurefreiem und chlorfrei gebleichtem Papier

Springer-Verlag ist Teil der Fachverlagsgruppe Springer Science+Business Media
www.springer.com

Geleitwort

Neuropsychologische Störungen sind eine häufige Folgeerscheinung erworbener Hirnschädigungen und behindern maßgeblich die Rückkehr des Patienten in sein »früheres« Leben vor der Hirnschädigung. Wenngleich die Bedeutung dieser Störungen für die Rehabilitation in den letzten 20 Jahren zunehmend erkannt worden ist, gibt es einen erheblichen Nachholbedarf in der Entwicklung und Evaluation von Diagnostik- und Behandlungsverfahren, die eine individuelle und gleichermaßen standardisierte Erfassung der jeweiligen Alltagsprobleme des Patienten ermöglicht. So ist die Erfassung neuropsychologischer Störungen auf der Funktionsebene vergleichsweise weit fortgeschritten, während die Einschätzung von Aktivitäten und Partizipation des Patienten im Alltag, wie sie von der International Classification of Functioning, Disability and Health (ICF) der Weltgesundheitsorganisation gefordert wird, deutlich weniger weit gediehen ist.

Es ist daher ein großes Verdienst der Autorin des vorliegenden »Neuropsychologischen Befundsystems für die Ergotherapie«, dass sie systematisch für alle wichtigen Bereiche neuropsychologischer Störungen ein Screening anhand von beobachtbaren Alltagsproblemen erarbeitet hat. Dank ihrer umfangreichen klinischen Erfahrung ist es der Autorin gelungen, ein Befundsystem zu entwickeln, das nicht nur für die orientierende ergotherapeutische Befunderhebung geeignet ist, sondern auch wichtige Hilfestellungen im gemeinsamen Entwickeln von Therapiezielen, in der Unterstützung der Krankheitsverarbeitung und -einsicht sowie in der Identi-fikation von Restdefiziten gibt. Ich bin sicher, dass dieses Arbeitsbuch rasch weite Verbreitung erfahren und dazu beitragen wird, den »Alltag« des Patienten zunehmend mehr in die Behandlungsplanung mit einzubeziehen, ohne dabei die wissenschaftliche Herangehensweise der klassischen Neuropsychologie zu vernachlässigen. Dies wird die Wirksamkeit und Qualität der neuropsychologischen Rehabilitation weiter verbessern und zu einer möglichst effizienten Nutzung der, zunehmend knapper werdenden Ressourcen in diesem Bereich beitragen. Es versteht sich von selbst, dass das vorliegende Befundsystem keineswegs die neuropsychologische Diagnostik anderer Berufsgruppen in der Rehabilitation ersetzt, sondern vielmehr diese ergänzt und somit zu einem möglichst facettenreichen Profil des Patienten beiträgt.

In diesem Sinne ist der Autorin für ihre umfangreiche, kompetente Arbeit zu danken und dem vorliegenden Werk eine möglichst weite Verbreitung zu wünschen!

München und Eichstätt, Frühjahr 2005

Professor Dr. Dipl. Psych. Georg Kerkhoff

Klinischer Neuropsychologe GNP, Psychologischer Psychotherapeut EKN Entwicklungsgruppe Klinische Neuropsychologie, Abt. für Neuropsychologie, Städt. Klinikum München GmbH; Katholische Universität Eichstätt-Ingolstadt, Biologische Psychologie und Neuropsychologie

Vorwort

Die nunmehr bereits 4. Auflage des Neuropsychologischen Befundsystems für die Ergotherapie, aktuell von Renate Götze unter Mitarbeit von Friederike Kolster, bietet Anleitungen und Materialien für eine umfassende Diagnostik neuropsychologischer Folgen von Hirnverletzungen. Sie umfassen nicht nur Kernthemen der Ergotherapie, wie z. B. räumliche Leistungen oder Apraxien, sondern auch Bereiche, deren Diagnostik und Therapie primär in andere Fachbereiche als die Ergotherapie fallen.

Diese Breite der behandelten Themen soll kein Ersatz für die multidisziplinäre Zusammenarbeit mit anderen therapeutischen Fachrichtungen wie z. B. Sprachtherapeuten, kognitiven Psychologen, Orthoptisten, Physiotherapeuten, Verhaltenstherapeuten etc. sein, sondern sie vielmehr erleichtern und vertiefen. Zum einen kann die orientierende Untersuchung der Inhalte anderer Fachgebiete überhaupt erst dazu führen, dass die Notwendigkeit der Zusammenarbeit mit anderen Fachrichtungen erkannt wird. Zum anderen erleichtern die Beobachtung und Dokumentation der Auswirkungen von »fachfremden« Störungen die Kommunikation mit den Therapeutinnen, für die ebendiese Bereiche den Schwerpunkt der Diagnostik und Therapie bilden. Daraus kann ein vertieftes Verständnis für die Wechselwirkungen verschiedener Folgen der Hirnschädigung resultieren. Auch wenn Therapeutinnen aus mehreren Disziplinen mit einem Patienten arbeiten, gelten die Therapien doch alle derselben individuellen Person. Miteinander reden und einander verstehen sind Voraussetzungen, die das therapeutische Team braucht, damit ihre Bemühungen ineinandergreifen und die Therapieziele den individuellen Schwächen, Stärken, und Zielen der Patienten gerecht werden.

Die Autorin hat mit großem Geschick und reicher klinischer Erfahrung Fragebögen, Checklisten und Tests ausgewählt, die mit relativ geringem Aufwand ein hohes Maß von klaren und diagnostisch relevanten Informationen geben können. Besonders gelungen und aussagekräftig sind die Checklisten zu Alltagsauswirkungen von Störungen. Sie demonstrieren, dass neuropsychologische Diagnostik sich nicht im Abarbeiten von Tests erschöpft, sondern Beobachtungen des spontanen Verhaltens in Untersuchung und Alltag mindestens ebenso wichtig sind. In die Auswahl und Beurteilung von Testverfahren sind nicht nur die publizierten Daten zur Wertigkeit und Verlässlichkeit der Verfahren, sondern auch die langjährigen Berufserfahrungen der Autorin eingeflossen. Sie geben auch an, wenn Tests – z. B. zur Diagnose des körperbezogenen Hemi-Neglects –, die mit vielversprechenden Resultaten publiziert wurden, sich in der Praxis als weit weniger aussagekräftig erweisen und keine soliden Vorhersagen des Verhaltens im Alltag außerhalb der Testsituation erlauben.

Die 4. Auflage ist gegenüber den Vorauflagen aktualisiert und dadurch auch erweitert. Ich bin sicher, dass sie sich ebenso wie die Vorauflagen im therapeutischen Alltag bewähren und weite Verbreitung unter Ergotherapeuten und vielleicht darüber hinaus auch bei anderen mit der Diagnostik und Therapie von Patienten nach Hirnschäden befassten Berufsgruppen finden wird.

Univ.-Prof. Dr. Georg Goldenberg
Wien, April 2015

Danksagung

In der ersten Phase der aktuellen Überarbeitung des neuropsychologischen Befundsystems für die Ergotherapie stand ich im engen fachlichen Austausch mit Friederike Kolster, die mir wieder einmal viele wertvolle Anregungen für die weitere Arbeit gab. Vielen herzlichen Dank dafür.

Wie in den Auflagen zuvor habe ich von meinen aktuellen und ehemaligen Kolleginnen aus der Klinik für Neuropsychologie einzigartige Unterstützung erfahren. Bereitwillig lasen sie Korrektur und gaben wertvolle Hinweise. Namentlich möchte ich mich zunächst bei Prof. Goldenberg, Prof. Kerkhoff und Prof. Ziegler bedanken, die mir mit ihrem immensen Fachwissen wieder zur Seite standen. Reinhardt Göttert gab mir für die kognitiven Kapitel wichtige Hinweise. Auch war es gut zu wissen, Kathrin Zenz jederzeit Seiten zum Gegenlesen schicken zu dürfen. Auf das Angebot kam ich gerne zurück.

Weiterhin flossen Anregungen von meinen ergotherapeutischen Kolleginnen aus der Abteilung für Physikalische Medizin ein. Ihr enormes Wissen im Bereich der Frührehabilitation hat das Buch bereichert. Hier gilt mein Dank im speziellen Nina Krapf und Christine Kääb.

Zu guter Letzt danke ich dem Team aus dem Springer-Verlag, v.a. Barbara Lengricht und Birgit Wucher, sowie Volker Drüke als Lektor, für die sehr gute und unkomplizierte Zusammenarbeit.

Renate Götze
München im Mai 2015

Inhaltsverzeichnis

Über das Buch

Renate Götze

R. Götze, *Neuropsychologisches Befundsystem für die Ergotherapie,*
DOI 10.1007/978-3-662-47813-4_1, © Springer-Verlag Berlin Heidelberg 2015

Seit der Ersterscheinung des »Neuropsychologischen Befundsystems für die Ergotherapie« 1994 hat sich sowohl in der Neuropsychologie als auch in der Ergotherapie viel gewandelt.

Im Bereich der **Neuropsychologie** wuchs die Erkenntnis, dass gerade für schwerer beeinträchtigte Patienten ein Arbeiten rein auf der Funktionsebene nicht ausreichend ist. Stattdessen wurden der individuelle Alltag und die spezifischen Anforderungen, die der Beruf an den Patienten stellt, zunehmend mit einbezogen.

Auch in der **Ergotherapie** allgemein fand eine Art Paradigmenwechsel statt (Hagedorn 2000). Bis Mitte der 90er-Jahre fanden sich die Funktionsverbesserung zur Besserung der Leistungsfähigkeit, sowie der Erhalt des Status quo als ergotherapeutische Grundsätze und Werte der Behandlung in den Fachbüchern (Habermann 2002). Bei diesem »mechanistisch-reduktionistischen« Paradigma steht die Behandlung der Funktionsstörungen im Vordergrund, durch die der Mensch in seinen Handlungen behindert wird. Im wachsenden Maße wurde eine ganzheitlichere Sichtweise gefordert. Der Schwerpunkt der Behandlung liegt nun schon seit Jahren vermehrt auf möglichen Aktivitäten und der Partizipation, wie es auch in der International Classification of Functioning, Disability and Health (ICF) der WHO gefordert wird (WHO 2005, ► Abschn. 2.1).

Diese parallelen Entwicklungen in der Neuropsychologie und in der Ergotherapie gehen konform und stärken die wichtige Position der Ergotherapie im Bereich der neuropsychologischen Rehabilitation.

Bereits bei den letzten Überarbeitungen des Befundsystems 2005 und 2010 war es unser Bestreben, mit den ausgewählten Verfahren den beschriebenen Veränderungen Rechnung zu tragen und so weit wie möglich alltagsnahe Testverfahren anzubieten (► Kap. 2). Das Buch versteht sich als **Arbeitsbuch** und bietet eine **strukturierte Befunderhebung** für die häufigsten neuropsychologischen Störungsbilder. Aus didaktischen Gründen werden die einzelnen Funktionsstörungen in eigenen Kapiteln behandelt. Dabei ist aber zu beachten, dass neuropsychologische Störungen **sich gegenseitig beeinflussen** und **selten isoliert auftreten**. So geht z. B. ein Neglect oftmals mit einer räumlichen Störung einher, und apraktische Patienten haben meist auch eine Aphasie. Ferner sind Beeinträchtigungen der exekutiven Funktionen häufig mit weiteren kognitiven Einbußen gekoppelt. Aufmerksamkeitsstörungen sind infolge einer Hirnschädigung sehr häufig anzutreffen und treten somit oft kombiniert mit diversen anderen neuropsychologischen Störungen auf. Einige Störungen wie ein Dysexecutives Syndrom oder auch ein Neglect sind sogar sehr eng mit den Aufmerksamkeitsleistungen verknüpft.

Die Komplexität neuropsychologischer Störungen verlangt daher in der Regel eine Behandlung des Patienten in einem **interdisziplinären Rehabilitationsteam** zur Sicherung des bestmöglichen therapeutischen Erfolgs. Nicht jeder Patient hat das Glück, in einer multiprofessionellen Einrichtung behandelt zu werden und somit leicht alle notwendigen Therapien zu bekommen. Gerade im ambulanten Bereich oder in kleinen Häusern werden sie zunächst zu einem oder vielleicht zwei Fachtherapeuten überwiesen. Diese müssen dann entscheiden, ob noch andere Therapien notwendig sind. Dafür bieten einige Kapitel/Abschnitte (v. a. ► Kap. 4 und ► Kap. 11) eine **orientierende Befunderhebung**.

1.1   Erläuterung zum Aufbau des Buchs

In ► Kap. 2 werden störungsübergreifende Aspekte bezüglich der Befundaufnahme und der Therapie bei hirngeschädigten Patienten dargestellt. Hier finden sich auch Befundbögen zur Überprüfung der Awareness und zur Beurteilung der Performance. Zusätzlich werden Hinweise zur Krankheitsverarbeitung und zur Therapie gegeben.

Inhalt des ► Kap. 3 sind die Händigkeit und deren Bedeutung für Patienten mit erworbenen Hirnschädigungen.

In ► Kap. 4 bis 12 werden verschiedene Funktionen des Gehirns behandelt. Herausgehoben in einem Kasten findet sich jeweils die »**Lokalisation**« als erstes voraussagendes Element, ob eine Störung in dem jeweiligen Bereich wahrscheinlich ist. Die unter »**Typische Beobachtungen im Alltag**« aufgeführten Punkte können teilweise auch erfragt werden und bieten weitere Hinweise bezüglich der zugrunde liegenden Ursachen der bestehenden Probleme. Die aus beiden Aspekten resultierenden Vermutungen werden dann auf der Testebene überprüft. In den unter »**Befundaufnahme**« vorgeschlagenen Tests finden sich häufig gezielte Beobachtungen von Alltagssituationen. Die Beurteilung von Alltagssituationen ist in der Regel schwieriger als die Durchführung von »Papier-Bleistift-Tests« und benötigt deshalb eine gewisse Übung und Routine. Da sie jedoch auch – gerade für eine ergotherapeutische Diagnostik – aussagekräftiger ist, haben wir uns bei der Überarbeitung des Manuals bemüht, soweit möglich »**Alltagstests**« anzubieten.

Die vorgeschlagene Befunderhebung umfasst ergotherapeutische Verfahren, die auch von anderen erfahrenen Kolleginnen empfohlen wurden oder unter Berücksichtigung aktueller Veröffentlichungen und neuer ergotherapeutischer Modelle entstanden sind. Die in den einzelnen Kapiteln beschriebenen Beurteilungskriterien stellen in der überwiegenden Zahl Richtwerte dar, die bei der Einschätzung des Schweregrades helfen. Bisher fehlen für viele in der Praxis bewährte Befundaufgaben noch Studien zur Evaluation. Wissenschaftliche Überprüfungen von Testverfahren und Therapien sind eine große Aufgabe, die sich den forschenden und praktisch tätigen Ergotherapeutinnen stellt.

Für umfangreiche Befundaufgaben gibt es in diesem Buch **spezielle Arbeitsblätter**, die für den Gebrauch in der eigenen Einrichtung kopiert werden dürfen. Im Anhang befindet sich ein Dokumentationsbogen mit einer Übersicht der Störungsbilder. Der vorgeschlagene Dokumentationsbogen kann in die haus- bzw. praxiseigene Dokumentation integriert werden und hilft, beispielsweise bei Übergaben, Informationen gebündelt weiterzugeben.

Auf einige in der ersten Auflage noch vorhandene Messinstrumente, die überwiegend von anderen Berufsgruppen genutzt werden, haben wir zugunsten gezielter Ergotherapie-spezifischer Befundaufgaben verzichtet. Teilweise verweisen wir zusätzlich auf für Ergotherapeutinnen erwerbbare Testbatterien (► Kap. 8, 9 und 12). Bei den vorgeschlagenen Testbatterien ist aber zu berücksichtigen, dass die tatsächlichen Einbußen im Alltag häufig unzureichend erfasst werden und besonders bei schwer betroffenen Patienten das Durchführen solcher standardisierter Tests oft nur eingeschränkt möglich ist. Grundsätzlich muss angesichts immer kürzer werdender Therapiezeiten je nach Patient gut abgewogen werden, welche Bereiche wie genau und in welchem Umfang untersucht werden sollen (► Abschn. 2.1).

Da in der Praxis die Therapeutinnen zahlenmäßig deutlich überwiegen, verwenden wir im Buch für TherapeutInnen die weibliche Form und zum Ausgleich für PatientInnen die männliche.

Literatur

Habermann C (2002) Aspekte ergotherapeutischen Handelns im Arbeitsfeld der Neurologie. In: Habermann C, Kolster F (Hrsg) Ergotherapie im Arbeitsfeld Neurologie. Thieme, Stuttgart, S 1–23
Hagedorn R (2000) Ergotherapie. Theorien und Modelle. Die Praxis begründen. Thieme, Stuttgart
WHO (2005) ICF Internationale Klassifikation der Funktionsfähigkeit, Behinderung und Gesundheit. Deutsches Institut für Medizinische Dokumentation und Information DIMDI (Hrsg). WHO, Genf

Wichtige Aspekte zur Befundaufnahme und Therapie bei Patienten mit neuropsychologischen Defiziten

Renate Götze

R. Götze, *Neuropsychologisches Befundsystem für die Ergotherapie*,
DOI 10.1007/978-3-662-47813-4_2, © Springer-Verlag Berlin Heidelberg 2015

In der Rehabilitation sind die Anforderungen an die Therapeutinnen in den letzten Jahrzehnten stetig gestiegen. Trotz immer kürzerer Therapiezeiten sollen optimale Ergebnisse für den Patienten erzielt werden. Was aber ist ein optimales Ergebnis? Sicher wäre die vollständige Genesung das wünschenswerte Resultat. Leider ist dieses Ziel für viele Patienten mit erworbener Hirnschädigung nicht mehr zu erreichen. Auf die Frage, was dann für den einzelnen Patienten das Wichtigste wäre, erhält man auch von ähnlich Betroffenen sehr unterschiedliche Antworten. Die Wünsche an die Rehabilitation sind u. a. abhängig von der Persönlichkeit, den Lebenserfahrungen und dem sozialen Umfeld. All diese Aspekte sollten nicht erst in der Therapie, sondern bereits in der Befundaufnahme berücksichtigt werden. Wichtige allgemein zu berücksichtigende Aspekte bezüglich der Befundaufnahme und der Therapiegestaltung bei Patienten mit erworbener Hirnschädigung sind im Folgenden aufgeführt.

2.1   Befundaufnahme

Die Befunderhebung ist notwendig, um die Eigenwahrnehmung des Patienten kennenzulernen, das therapeutische Vorgehen zu spezifizieren und später Veränderungen im Therapieverlauf darstellen zu können. Die Auswahl und die Intensität, mit der die einzelnen Bereiche untersucht werden, richten sich nach:

- der Phase der Rehabilitation (in der Akutphase und am Anfang der Frührehabilitation stehen genaue Beobachtungen und orientierende Untersuchungen im Vordergrund),
- der Art bzw. Lokalisation der Hirnschädigung,
- den angegebenen bzw. bereits beobachteten Problemen im Alltag,
- den Zielen, die der Betroffene verfolgt (z. B. beruflicher Wiedereinstieg, Versorgung der Kinder),
- den äußeren Faktoren (z. B. sozialer Kontext, Wohnumfeld), die zu berücksichtigen sind.

Die Befunderhebung sollte nicht mehr Zeit als unbedingt erforderlich in Anspruch nehmen und, wie später auch die Therapie, bereits auf die Bedürfnisse des Patienten abgestimmt sein. Letzteres fordert auch die Weltgesundheitsorganisation (WHO 2005) in der International Classification of Functioning, Disability and Health (ICF). Diese sollte Therapeuten als Denkmodell dienen, um Fähigkeiten und Einschränkungen eines Patienten möglichst umfassend zu erkennen. Sie beschreibt die Funktionsfähigkeit, die Behinderung und die Gesundheit des Patienten auf verschiedenen Ebenen, die in einer wechselseitigen Beziehung stehen (◘ Abb. 2.1).

Die Ebene der **Aktivität** und **Partizipation** erfasst, inwieweit eine Person in der Lage ist einzelne Handlungen durchzuführen bzw. in die Vielfalt verschiedener Lebenssituationen einbezogen ist (WHO 2005; Fischer 2015; Rentsch et al. 2001). Persönliche Faktoren, z. B. Alter oder Lebensstil, und Umweltfaktoren, wie beispielsweise die Reaktion der Familie oder der Gesellschaft auf die Krankheit und Behinderung, werden in der dritten Kategorie berücksichtigt, bei den sogenannten Kontextfaktoren. Dabei

werden die drei Bereiche nicht als hierarchisch aufeinander aufbauend beschrieben. Vielmehr sind sie als gleichrangig und sich gegenseitig bedingend anzusehen. Das bedeutet, dass beispielsweise eine Beeinträchtigung von Aktivitäten und der Partizipation nicht nur durch Funktionsstörungen, sondern auch durch Umweltbedingungen oder personenbezogene Faktoren verursacht sein kann (Fries 2007). Dieser im Gegensatz zu der traditionellen, störungsbezogenen Sichtweise doch sehr komplexe Blick der ICF auf Gesundheit und Behinderung ermöglicht Ärzten und Therapeuten eine viel individuellere Wahrnehmung des Patienten und fordert sie auf mit ihren therapeutischen Interventionen auf den unterschiedlichen Ebenen anzusetzen.

Dabei sind Ergotherapeutinnen durch ihr berufliches Selbstverständnis in besonderem Maße gefordert ihre Befunderhebung nicht nur auf der Ebene von Körperfunktionen und -strukturen durchzuführen, sondern beispielsweise auch die Auswirkungen von Störungen auf Aktivitäten und die Ausübung sozialer Rollen zu beurteilen und entsprechend zu behandeln.

Das ist umso wichtiger, da bei Patienten mit erworbener Hirnschädigung reine testpsychologische Verfahren – beispielsweise im Bereich des Gedächtnisses oder der exekutiven Funktionen – nur beschränkt Rückschlüsse auf die Fähigkeiten und Probleme in Alltag und Beruf zulassen (s. auch Goldenberg et al. 2002; Müller 2014; Thöne-Otto u. Markowitsch 2004). Die Befunderhebung und spätere Zielsetzung für die Therapie müssen sich deshalb an den **individuell empfundenen Einschränkungen** von Aktivitäten und den Anforderungen der verschiedenen Rollen, die der Patient innehat, orientieren. Von diesen langfristigen Zielen werden kurzfristige »Etappenziele« für einen bestimmten Therapiezeitraum abgeleitet. Das Ausmaß der jeweiligen Diagnostik ist wiederum abhängig von den langfristigen Zielen. So benötigt beispielsweise ein Zahnarzt für eine erfolgreiche berufliche Wiedereingliederung höhere kinästhetische und räumliche Leistungen als ein Kellner, der vielleicht höhere Ansprüche an seine Leistungen in der Parallelverarbeitung und an sein Gedächtnis hat. Deshalb sollte eine genaue Befragung des Betroffenen und seiner Angehörigen durchgeführt werden. Insofern hat sich das Bottom-up-Modell in gewisser Weise zu einem Top-down-Modell gewandelt (◘ Abb. 2.2). Das bedeutet: Es kann nicht linear von einer Funktionsstörung auf Probleme in der Partizipation oder bei Aktivitäten geschlossen werden. Vielmehr ist es notwendig, die individuell empfundenen Einschränkungen in Alltag und Beruf zu erfassen und davon abzuleiten, welche Probleme diesen zugrunde liegen, beispielsweise auf Ebene der Aktivitäten und der Funktionen. Dabei sind ebenfalls die individuell wirksamen Umwelt- und persönlichen Faktoren zu berücksichtigen. Es stehen noch keine validen Instrumente zur Erfassung der Behinderungsfaktoren neben den Funktionsdefiziten zur Verfügung (Fries 2007). Dennoch ist deren Erfassung für die Gestaltung der Rehabilitation von Bedeutung (Volz-Sidiropoulou 2008).

Bei der Durchführung entsprechender Interviews mit Patienten nach erworbener Hirnschädigung sind unbedingt der Grad der Störungswahrnehmung (Awareness) und das Coping (die Krankheitsverarbeitung) zu berücksichtigen. Beide Fakto-

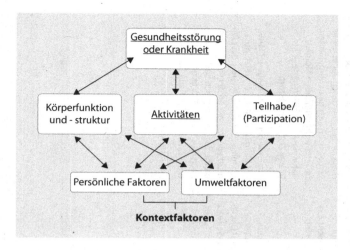

◘ Abb. 2.1 Wechselseitige Beziehung der Ebenen der ICF (nach WHO 2005)

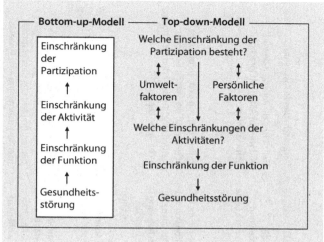

◘ Abb. 2.2 Schematische Darstellung des Bottom-up-Modells und des Top-down-Modells. (Mod. nach Fries 2007; mit freundl. Genehmigung)

ren können die Einschätzung der Behinderung, die mit dem Patienten gemeinsam durchgeführte Zielfindung und die daraus resultierende Planung der späteren Therapie deutlich beeinflussen (▶ Abschn. 2.2 und ▶ Abschn. 2.5).

2.2 Awareness

Das Nicht-Wahrnehmen von Störungen, die durch eine Hirnschädigung bedingt sind, wird als **Unawareness, fehlende Störungseinsicht, Anosognosie** oder auch **Denial of Illness** bezeichnet (Wenz 1999a). Vor allem Patienten nach posterioren oder frontalen Läsionen zeigen häufig für einige Einschränkungen keine oder nur eine begrenzte Awareness. Bei den meisten Patienten bildet sich die Unawareness in den ersten Monaten deutlich zurück. Aber es gibt auch Patienten (insbesondere nach einem Schädel-Hirn-Trauma [SHT]), die noch Jahre nach dem Ereignis ihre Fähigkeiten überschätzen (Gauggel 2008; Karnath 2014). Dabei ist zu beachten, dass die Unawareness häufig nicht für alle Funktionsstörungen gleichermaßen ausgeprägt ist. So schätzt ein Patient die Probleme, die aus der vorhandenen Hemiparese resultieren, vielleicht realistisch ein, während er sein Gedächtnisproblem kaum realisiert und entsprechend keine Schwierigkeiten im Alltag erwartet. Bislang gibt es keine deutschsprachigen, standardisierten Instrumente zur Erfassung der Awareness. In der Regel wird die Awareness nicht differenziert genug eingeschätzt. Dadurch werden leichte und mittelgradige Störungen häufig nicht erkannt (Gauggel 2008). Deshalb wurden einige neuropsychologische Testverfahren um die Selbsteinschätzung der Patienten erweitert. Dazu wird dem Patienten eine Testaufgabe erläutert, vor deren Ausführung er einschätzen soll, wie er sie meistern wird. Unterschiede zwischen der vom Patienten erwarteten Leistung und den tatsächlichen Untersuchungsresultaten werden als Messgrad der Awareness herangezogen. Kolster (2015) weist darauf hin, dass es auch zwischen der Awareness für die Funktionsstörungen und für die

Aktivitätsstörung deutliche Unterschiede geben kann und diese Faktoren auch separat erfasst werden sollten.

Ein Modell von McGlynn und Schacter (1990) beschreibt die Awareness in vier Phasen. Diese haben sich zum Erfassen der Awareness für neuropsychologische Störungen und Veränderungen im Therapieverlauf als sehr hilfreich erwiesen. ◘ Tab. 2.1 beschreibt die vier Phasen und verdeutlicht diese anhand von Beispielen aus verschiedenen Störungsbereichen. Die vier Phasen dürfen dabei nicht als streng getrennt gesehen werden. Vielmehr gibt es zwischen ihnen einen fließenden Übergang.

Entsprechend dem **Stand ihrer Awareness** berücksichtigen die Patienten die bestehenden Schwierigkeiten in ihren Zielvorschlägen hinsichtlich der Therapie. Im positiven Fall formulieren sie mit zunehmender Einsicht vermehrt Ziele auch in Bezug auf zuvor weniger wahrgenommene Schwierigkeiten. Beispielsweise sieht ein Patient mit schlechter Awareness für seine Gedächtnisstörung anfänglich keinen Bedarf, an diesem Bereich zu arbeiten. Im Verlauf der Therapie formuliert er vielleicht, dass er gerne wieder zuverlässiger Termine mit Freunden einhalten möchte, irgendwie käme er immer zu spät. Mit dieser auftauchenden Awareness ist der Ausgangspunkt für eine gemeinsame Arbeit an dem Grundproblem gegeben. Solange der Patient eine globale Unawareness für seine Störungen hat, steht die Arbeit an deren Wahrnehmung im Vordergrund (s. auch Kolster 2015). Diskussionen mit dem Patienten über Schwierigkeiten, welche die Therapeutin als zu erwarten in den Raum stellt, helfen hier in der Regel nicht weiter. Die konkrete Durchführung von für den Patienten relevanten Tätigkeiten und deren direkte gemeinsame Auswertung sind sinnvoller. Grundvoraussetzung für diese unter Umständen konfrontierend wirkende Therapiemaßnahme ist eine gute therapeutische Beziehung. Der Patient stößt beim alltagspraktischen Erproben auf für ihn unvorhersehbare Schwierigkeiten und kann diese besser gemeinsam analysieren, wenn er bereits sicher weiß, dass die Therapeutin auf seiner Seite ist (Wenz 1999a).

Tab. 2.1 Darstellung der Unterteilung der Awareness in vier Phasen nach McGlynn und Schacter mit Beispielen aus vier Störungsbereichen

	Globale Unawareness	Informelle Awareness	Auftauchende Awareness	Vorausschauende Awareness
Allgemeine Erläuterung	Defizit wird nicht wahrgenommen, geleugnet. Überraschte Reaktion auf die Demonstration des Defizits durch andere.	Defizit kann verbal beschrieben werden. Im Moment des Auftretens erfolgt jedoch keine Reaktion, es wird nicht wahrgenommen.	Defizit wird im Moment des Auftretens wahrgenommen und verbalisiert, dies hat aber noch keine weitere Konsequenz.	Defizit ist dem Patienten bewusst und wird im Alltag entsprechend berücksichtigt.
Patient mit räumlicher Störung verirrt sich wiederholt im Haus	Therapeutin findet den Patienten nach längerer Suche. Reaktion des Patienten: »Dieses Haus ist unverschämt verwinkelt gebaut und schlecht ausgeschildert, deshalb habe ich Sie nicht gefunden.«	Patient teilt mit, dass er von verschiedenen Therapeutinnen höre, er habe ein räumliches Problem. Am Ende der Therapie reagiert er empört auf die Nachfrage, ob er auf Station begleitet werden möchte. »Ich finde mich gut alleine zurecht, ich bin noch nie verloren gegangen!«	Patient wird von Therapeutin im Haus aufgegriffen und ruft schon von weitem: »Ich gebe es offen zu, ich habe mich verlaufen. Ich irre schon ewig herum, würden Sie mich bitte zu meiner Therapie bringen.« Am Ende der Therapie will er wieder alleine auf die Station gehen, da er schließlich nicht zu doof sei, sich einen Weg zu merken.	Patient teilt von sich aus mit, dass er gerne auf die Station begleitet werden möchte, da er den Weg noch nicht sicher kennt.
Patient mit dysexekutivem Syndrom hat große Schwierigkeiten mit der Handlungs- bzw. Impulskontrolle.	Therapeutin ist mitten in einer Besprechung. Plötzlich wird die Tür ohne Vorwarnung aufgerissen und der Patient ruft: »Ist Frau Meier da? Mir ist gerade eingefallen, was ich morgen gerne kochen würde.« Auf den Hinweis, dass er gerade sehr stört, reagiert er seinerseits empört, schließlich hätte er ja den Auftrag gehabt, sich etwas zu überlegen.	Patient kann in einer ruhigen Gesprächssituation sagen, dass es manche wohl stören würde, dass er Gespräche unterbricht oder mitten in eine Behandlung hineinplatzt. Das wäre ja auch wirklich nicht ganz passend. Am nächsten Tag platzt er erneut auf die bereits beschriebene Art in eine Behandlungsstunde hinein.	Patient platzt in eine Besprechung hinein, um mitzuteilen, was er an Zutaten benötigt. Gleich im Anschluss meint er: »Das war jetzt wohl nicht der richtige Zeitpunkt. Eigentlich habe ich mir schon vor der Tür gedacht, dass ich das jetzt nicht tun sollte, aber ich konnte mich einfach nicht bremsen.«	Patient sitzt wartend auf dem Flur und unterhält sich mit einem Mitpatienten. Ihm fällt ein, dass er für das nächste Kochtraining eine Einkaufsliste vorbereitet hat, und möchte diese am liebsten gleich abgeben. Er vergewissert sich beim Mitpatienten, ob jetzt wohl der richtige Moment dafür wäre, schließlich hätte er in letzter Zeit so oft gestört.
Patient mit Neglect bleibt mit der Fußstütze seines Rollstuhls immer wieder hängen.	Auf die mittlerweile defekte Fußstütze angesprochen, erwidert der Patient: »Da kann ich nun wirklich nichts dafür. Erst bekomme ich diesen windigen Rollstuhl und dann mutet man mir ein Zimmer mit viel zu schmalen Türen zu.«	Patient wird auf die defekte Fußstütze angesprochen. »Ja, da bleibe ich wohl immer wieder hängen. Das muss dieser Neglect sein, vom dem die Ärztin erzählt hat.« Am Ende der Therapie rammt der Patient mehrmals den linken Türrahmen, schimpft über den Architekten und fährt dann hinaus.	Patient fährt am Ende der Therapie hinaus und bleibt am linken Türrahmen hängen: »Schon wieder! Das ist mein Neglect auf der linken Seite.« Er setzt noch einmal neu an, trifft aber die Tür an der gleichen Stelle.	Am Ende der Therapie sagt der Patient beim Hinausfahren: »Jetzt muss ich mich aber konzentrieren, dass ich nicht wieder links an der Tür hängen bleibe. Sie wissen ja, ich habe links noch diesen Neglect.« Er gelangt ohne Anstoßen durch die Tür.

2.2.1 Befunderhebung

▪ Einschätzung zur Awareness

Die Einschätzung der Awareness gehört ebenso wie die der Performance zu den übergeordneten Aspekten in der Befundung der einzelnen in diesem Buch vorgestellten Störungsbilder. Die meisten Kapitel beinhalten als diagnostische Aufgabe die Durchführung einer relevanten Alltagstätigkeit. Die erfragte Selbsteinschätzung sollte auf Arbeitsblatt 2.1 für die einzelnen relevanten Störungsbilder mit Beispielen vermerkt und zugeordnet werden. Differenzialdiagnostisch ist immer zu hinterfragen, ob dem Nicht-Wahrnehmen einzelner Funktionsstörungen nicht mangelnde Erfahrungen oder eine problematische Krankheitsverarbeitung zugrunde liegt (▶ Abschn. 2.3).

Eine globale Unawareness für bestimmte Störungen zeigt sich in der Regel bereits im klinischen Alltag und muss nicht nochmals erfasst werden. Bei diesen Patienten mit schwerer Unawareness steht in der ersten Therapiephase der Aufbau einer tragfähigen therapeutischen Beziehung im Vordergrund, indem an für den Patienten einsichtigen Zielen gearbeitet wird. Die Fragen auf den Arbeitsblättern sollen der Erfassung leichter bis mittelgradiger Beeinträchtigungen der Awareness dienen. Dabei ist es wichtig, in der ersten Diagnostikphase nicht oder nicht zu konfrontierend mit dem Patienten zu arbeiten! In der Diagnostiksituation sollte die Therapeutin darauf achten, die Einschätzung sachlich zu erfragen und sich mit der eigenen Einschätzung zurückzuhalten. Am Ende der Handlung ist abzuwägen, ob es notwendig ist, auf die erste Einschätzung nochmals einzugehen, den Patienten also konkret mit seiner eigenen Einschätzung zu konfrontieren. Eventuell hat der Patient in der Situation schon Schwierigkeiten wahrgenommen, und ein neuerlicher Verweis darauf wäre für ihn nur schwer tolerabel, vor allem wenn noch keine ausreichende therapeutische Beziehung besteht. An diesem Punkt ist also große Sensibilität erforderlich, damit es nicht zu einem möglichen Therapieabbruch kommt.

2.3 Krankheitsverarbeitung/Coping

Wie bereits erwähnt, stehen viele Patienten vor der großen Aufgabe mit einer bleibenden Behinderung leben zu lernen. Die Notwendigkeit, sich damit auseinanderzusetzen, kann ihnen erst nach und nach im Krankheitsverlauf bewusst werden. Die Krankheitsverarbeitung ist ein langfristiger Prozess und führt nicht geradlinig zur Akzeptanz der Behinderung und der veränderten Lebenssituation. Vielmehr schwanken die Patienten zwischen Akzeptanz, kämpferischer Eroberung eines neuen Ziels, sowie Trauer, Trotz und Wut. Dabei benötigen sie professionelle Unterstützung. Unverhau und Babinsky (2000) weisen darauf hin, dass mangelnde Erfahrung oder die nicht relevante Kliniksituation den Patienten zu der Annahme verleiten kann, dass er zu Hause zurechtkommen werde. Aus diesem Grund plädieren sie für die Formulierung lebenspraktischer Therapieziele. Auf diese Weise wird dem Patienten ein erfahrungsorientiertes Lernen ermöglicht. Dies gilt sowohl für Patienten mit gelungener als auch für Patienten mit problematischer Krankheitsverarbeitung.

Man kann zwei verschiedene Stile der Krankheitsverarbeitung (= Coping) unterscheiden:

Problembezogenes Coping Der Patient nimmt die veränderte Situation eher als Herausforderung wahr und zeigt vermehrt aktive Verhaltensweisen.

Emotionsregulierendes Coping Der Patient fühlt sich durch die Situation eher bedroht und zeigt demzufolge vermehrt passiv-abwartendes, ängstlich-vermeidendes oder verdrängendes Verhalten.

Wie der Patient sich und seine Situation erlebt und einschätzt, ist nicht nur abhängig von der **objektiven** Situation, sondern auch von der **subjektiven** Bewertung, in welche lerngeschichtliche Erfahrungen und gesellschaftliche Normen/Einstellungen mit einfließen.

Bei erworbenen Hirnschädigungen ist zudem zu berücksichtigen, dass die Schädigung selbst Einfluss auf die kognitiven Möglichkeiten zur Problembearbeitung und somit auf die Krankheitsverarbeitung hat. Aber auch Patienten mit einer guten psychosozialen Anpassung in einem gelungenen Krankheitsverarbeitungsprozess benötigen Unterstützung. Insbesondere in Phasen der Niedergeschlagenheit, Angst oder Wut sollten über fachliche Aufklärung und Hilfestellung hinaus auch Gespräche über den erlittenen Verlust ermöglicht werden. Eine psychotherapeutische Unterstützung ist in der Regel sinnvoll. Näheres ist bei Wenz (1999b) nachzulesen.

2.4 Handlungsanalyse und Performance

Insbesondere in der Ergotherapie sollte die Befundaufnahme neben verschiedenen Tests vor allem eine genaue Analyse individueller alltags- und/oder berufsrelevanter Handlungen beinhalten. Dabei kann das PRPP-System (= Perceive-Recall-Plan-Perform-System), das im Rahmen des Occupational Performance Model (OPMA Australien) entstanden ist, hilfreich sein (Chapparo u. Ranka 1997). Es fördert eine systematische Verhaltensbeobachtung in Alltagshandlungen. In dem System werden jedoch keine neuropsychologischen Störungen klassifiziert, sondern die therapeutischen Interventionen direkt aus der Beobachtung abgeleitet. Bislang gibt es noch keine deutsche Übersetzung des PRPP-Systems und somit auch keine Validierung für dessen Gebrauch im deutschsprachigen Raum. Dennoch bot das PRPP für dieses Befundsystem gute Anregungen zur gezielten Überprüfung besonders von kognitiven Fähigkeiten in Alltagshandlungen.

Performance wird in den verschiedenen ergotherapeutischen Modellen unterschiedlich definiert. Eine Definition aus dem »Modell of human occupation« (Moho) lautet:

» Performance ist die spontane Ausführung der Handlungen, die für eine Betätigung notwendig sind. Performance ist das Ergebnis einer vereinten Aktion von Geist-Gehirn-Körper innerhalb der sich entfaltenden Umstände und Umweltbedingungen. (Kielhofner et al. 1999, S. 82)

Alltagssituation: Zähne putzen

Checkliste der wesentlichen Teilhandlungen:

Zahnpastatube nehmen, öffnen, Zahnbürste nehmen, Zahnpasta auf Zahnbürste geben, Tube zuschrauben, Tube weglegen, Zähne putzen, Mund ausspülen, Zahnbürste reinigen, Bürste weglegen, Mund abwischen.

Beschreibung der Fähigkeiten des Patienten und der notwendigen Hilfestellungen durch die Therapeutin:

Patient nimmt die Zahnpastatube und öffnet sie einhändig, holt	+ +
sich die Zahnbürste, hat nun beides in der Hand schaut Thera-	+
peutin an und macht deutlich, dass er Hilfe wünscht. Therapeu-	
tin zeigt ihm, wie er die Zahnbürste mit der paretischen Hand	–
fixieren kann, um dann Zahnpasta auf die Bürste zu geben. Will	
Zahnpastatube wieder einhändig schließen, gelingt nicht, benötigt	–
Hinweis, den gleichen Trick wie bei der Zahnbürste zuvor anzu-	
wenden und die Tube in die paretische Hand zu geben. Beginnt	
zu putzen, bleibt aber nur links. Will aufhören, wird aufgefordert	–
auch rechts zu putzen. Spuckt Zahnpasta aus und wäscht Zahn-	+
bürste aus und räumt sie weg. Aufforderung notwendig, dass er	+ +
Mund ausspült. Wischt sich links das Gesicht ab, übersieht Zahn-	– –
pasta rechts, benötigt Aufforderung.	*6/11*
	55 % Selbständig

☐ **Abb. 2.3**   Beispielprotokoll für die Performance einer einfachen Alltagshandlung

Die Definition trifft recht gut unser Verständnis von Performance. Gerade an Ergotherapeutinnen wird häufig die Frage nach der Alltagsrelevanz der festgestellten Störungen gerichtet. Das von Götze et al. (2005) entwickelte Therapeutenrating zur Performance lässt Aussagen über noch vorhandene Fähigkeiten in Bezug auf spezifische Handlungen zu. Anders herum betrachtet, gibt es Auskunft darüber, wie sensomotorische, neuropsychologische Störungen und psychische Prozesse – z. B. bedingt durch die Krankheitsverarbeitung – die Ausübung bestimmter Tätigkeiten beeinträchtigen.

2.4.1   Befunderhebung

Überprüfung der Performance (Arbeitsblätter 2.2 und 2.3) In den störungsspezifischen Kapiteln werden Arbeitsblätter zur Überprüfung alltagsrelevanter Tätigkeiten angeboten. Die Durchführung dieser Tätigkeiten soll jeweils protokolliert werden. Die Protokolle können auch zur Beurteilung der Performance genutzt werden. Voraussetzung ist, dass die Protokolle wie folgt erstellt wurden:

Protokollerstellung (Arbeitsblatt 2.2) In der Alltagssituation wird ein schriftliches Protokoll angefertigt.

Die Therapeutin legt den genauen Beginn und das Ende der Verhaltensprobe im Vorfeld fest, um sicherzustellen, dass zu jedem Untersuchungszeitpunkt die Situation im gleichen Umfang dokumentiert und später bewertet wird (z. B. Beginn und Ende der Dokumentation am Eingang des Supermarkts). Während der Durchführung protokolliert die Therapeutin das Vorgehen des Patienten möglichst detailliert, allerdings ohne zu interpretieren, und beschreibt die Art und Weise notwendiger Hilfestellungen (☐ Abb. 2.3).

Protokollbeurteilung (Arbeitsblatt 2.3) Anhand der Protokolle wird die Performance mittels der Ratingskala auf dem Arbeitsblatt beurteilt. Eine genauere Erläuterung der einzelnen Skalenpunkte mit Beispielen befindet sich im Anhang des Arbeitsblatts

(□ Abb. 2.4). Die Ratingskala umfasst vier Beurteilungsmerkmale mit einer vierstufigen Skalierung von 0 = vollständig selbständig, bis 3 = nur sehr wenige Teilhandlungen können ausgeführt werden. In die Bewertungen fließen alle Teilhandlungen ein, die für die Bewältigung der Alltagssituation notwendig sind. **Die einzelnen Teilhandlungen werden für die Gesamtbewertung gleichwertig behandelt.** Die Gesamthandlung kann bereits, wenn 1 angekreuzt wurde, nicht selbstständig bewältigt werden. Die Einstufungen unter 1, 2 und 3 sagen insofern etwas über den prozentualen Anteil der selbstständig bewältigten Teilhandlungen aus. Die Bewertung erfolgt möglichst objektiv, orientiert daran, ob der Patient durch sein Handeln und Verhalten die einzelnen Teilhandlungen bewältigt, und nicht daran, wie der Patient subjektiv auf die Therapeutin wirkt.

Für die Bewertung der einzelnen Teilhandlungen wird letztendlich nur in »selbstständig« und »mit therapeutischer Unterstützung«, **egal in welchem Ausmaß dies geschieht**, unterschieden. Folglich wird jede Teilhandlung auch nur einmal bewertet, auch wenn der Patient vielleicht mehrmals den Schritt wiederholt und dabei wiederholt auf Hindernisse stößt. Konkret kennzeichnet sich die Therapeutin zur Auswertung am Rand der Dokumentation mit jeweils einem + oder einem – pro identifizierter Teilhandlung, ob diese selbstständig oder mit Hilfestellung durchgeführt wurde. Am Ende wird ein klarer Prozentwert errechnet, wie groß der Anteil der Gesamthandlung ist, der bereits selbstständig durchgeführt wurde. Liegt der beispielsweise bei 40% so wird im Beurteilungsbogen die 2 angekreuzt, da 40% näher an 50% als an 25% liegt (s. auch Protokollbeispiel).

2.5 Abgrenzung verschiedener Störungen voneinander

Es bedarf eines fundierten neuropsychologischen Wissens und einiger Erfahrung, um neuropsychologische Störungen voneinander abzugrenzen. So tritt beispielsweise eine Apraxie aufgrund der neuroanatomischen Nachbarschaft der entsprechenden Hirnareale sehr häufig in Kombination mit einer Aphasie auf. Daher muss sichergestellt werden, dass der Patient die verbale oder nonverbale Instruktion einer Aufgabe verstanden hat. Auch Paresen und eine möglicherweise damit einhergehende ungenügende Adaption an die Einhändigkeit bzw. mangelnde Übung mit der nicht dominanten Hand oder sensorische Störungen müssen von neuropsychologischen Beeinträchtigungen abgegrenzt werden. Dies stellt hohe Ansprüche an die Therapeutin. So ist neben dem weiteren Vertiefen des Fachwissens durch Bücher und Fortbildungen gerade für Berufsanfängerinnen der fachliche Erfahrungsaustausch mit Kolleginnen wichtig. Durch diese Reflexion werden die eigene Wahrnehmung und die Beobachtungsfähigkeit geschult, Schweregrade und deren Bedeutung für den Alltag zunehmend sicherer einzuschätzen sowie Veränderungen im Verlauf zu erfassen und entsprechend darauf zu reagieren. Gerade die Schulung der Wahrnehmung des eigenen therapeutischen Handelns auf der Verhaltensebene erfordert einen wichtigen fortwährenden Lernprozess, um Art

und Umfang der gegebenen Hilfestellung sicher zu erkennen und adäquat anzupassen.

2.6 Reststörungen und Einschätzung von Schweregraden einzelner Störungen

Leichte Beeinträchtigungen oder zurückgebildete Symptomatiken zeigen sich zum Teil nicht mehr in der klinischen Befunderhebung oder in der Therapiesituation. Trotzdem können sie **in komplexen alltäglichen oder beruflichen Situationen** noch von großer Bedeutung sein. Ein klassisches Beispiel ist ein Restneglect, der erst bei Multitask-Bedingungen zum Tragen kommt, z. B. auf einem großen Bahnhof. Dort werden (eventuell unter Zeitdruck) hohe motorische, sprachliche, visuelle und akustische Anforderungen an den Patienten gestellt.

Die Einschätzung des Schweregrades z. B. einer Apraxie oder räumlichen Störung hängt auch stark von den **individuellen Anforderungen** ab, die an den Patienten, auch durch seine persönliche Lebenssituation (alleine lebend, Familie etc.), gestellt werden. Deshalb ist es gerade für die Einschätzung der Auswirkungen von Reststörungen auf den Alltag sinnvoll Haus- oder gegebenenfalls auch Arbeitsplatzbesuche durchzuführen. Die Therapeutin sollte für sich vorab eine Liste anfertigen, auf der die Fragestellungen klar umrissen sind. So ist es möglich, die beschränkte Zeit für die gezielte Abklärung vermuteter Schwierigkeiten bzw. Gefahrensituationen/-quellen zu nutzen.

2.7 Zielsetzung

Am Ende der Befundaufnahme, vor Beginn der eigentlichen Therapie, sollten die Zielsetzungen mit dem Patienten und gegebenenfalls mit den Angehörigen abgestimmt werden. Dabei kann die Therapeutin Instrumente wie beispielsweise das Canadian Occupational Performance Measure (COPM, Law et al. 1994) nutzen. Orientiert am Tagesablauf des Patienten, erfasst das Instrument in einem halbstrukturierten Interview Aktivitäten, die dem Patienten Probleme bereiten. In einem zweiten Schritt wird er aufgefordert, bezüglich der einzelnen Aktivitäten deren Wichtigkeit, seine Performance und seine Zufriedenheit mit der Performance auf einer Skala von 1 biss 10 anzugeben.

Die klinische Erfahrung und auch Ergebnisse einer Therapiestudie (Götze et al. 2005), in der ein ähnliches Instrument eingesetzt wurde, zeigen, dass es bei Patienten mit neuropsychologischen Defiziten wichtig ist, ihnen die Verantwortung für die Zielsetzung nicht alleine zu überlassen. Die Therapeutin ist stark gefordert, den Patienten durch den Prozess der Zielsetzung zu führen, da einige neuropsychologische Störungen sowie Einschränkungen in der Awareness es dem Patienten schwer bis unmöglich machen realistische Ziele zu formulieren. Auch die mangelnde Erfahrung mit der Erkrankung oder der jeweilige Stand der Krankheitsverarbeitung erfordern eine behutsame Unterstützung bei der Formulierung von Zielen. Die Patienten verstehen zumeist erst langsam mit therapeutischer Unterstützung, dass die postakute Rehabilitation einen Anpassungsprozess an eine bleibende Behinderung darstellt.

Patient:	Geb.-Dat.:	Therapeutin:	Datum:

Arbeitsblatt 2.1   Einschätzung zur Awareness

Für die folgenden in der Befundaufnahme auffälligen Bereiche soll die Awareness nach dem Modell von McGlynn und Schacter eingeschätzt werden (▶ Kap. 2.2):

Wie schätzt der Patient seine Fähigkeiten bei der Durchführung alltagsrelevanter Tätigkeiten ein? Bitte auf einem Extrablatt folgende Punkte vermerken:
1. Alltagssituation.
2. Selbsteinschätzung des Patienten.
3. Wie reagiert der Patient während der Durchführung der Tätigkeit beim Auftreten von Schwierigkeiten?
4. Versuchen Sie die Selbsteinschätzung und die aufgetretenen Probleme einzelnen Funktionen zuzuordnen.

Weitere typische Kommentare des Patienten aus anderen Alltagsbeobachtungen:

_____

_____

_____

_____

_____

_____

Stufen Sie anhand dieser Reflexion die Awareness des Patienten jeweils für die Beeinträchtigung der oben genannten Leistungen ein.
Globale Unawareness für _____

Eine informelle Awareness für _____

Eine auft auftauchende Awareness für _____

Eine vorausschauende Awareness für _____

❗ Wichtig

Differenzialdiagnostisch ist immer zu überlegen, ob das Nicht-Wahrnehmen einer Störung nicht folgenden Grund haben könnte:
- vollkommen fehlende praktische Erfahrung, beispielsweise in der Akutphase, wenn der Patient das Bett noch nicht verlassen hatte und/oder viel umsorgt wurde,
- Gleichgültigkeit gegenüber der Störung als Folge einer schweren Depression,
- Verleugnung der Störung, da diese eine massive, subjektive Bedrohung seiner Person und Identität darstellen würde.

In diesen Fällen ist ein anderes therapeutisches Vorgehen notwendig (s. Wenz 1999b).

Arbeitsblatt 2.1: Einschätzung zur Awareness

Patient:	Geb.-Dat.:	Therapeutin:	Datum:

Arbeitsblatt 2.2   Dokumentation der Performance

Alltagssituation: _____

Checkliste der wesentlichen Teilhandlungen:

Beschreibung der Fähigkeiten des Patienten und der notwendigen Hilfestellungen durch die Therapeutin:

Arbeitsblatt 2.2: Dokumentation zur Performance

Patient:	Geb.-Dat.:	Therapeutin:	Datum:

Arbeitsblatt 2.3 Beurteilung der Performance

Beurteilung der Performance für folgende einfache/komplexe Alltagssituation _____

Inwieweit kann die Alltagstätigkeit vom Patienten bereits selbstständig ausgeführt werden?

0   Vollständig und situationsangemessen.

1   Überwiegend selbstständig, punktuell ist therapeutische Hilfestellung notwendig.

2   Ca. die Hälfte der Teilhandlung wird selbstständig ausgeführt.

3   Nur sehr wenige Teilhandlungen können selbstständig durchgeführt werden und/**oder** es besteht eine massive Eigen- und/oder Fremdgefährdung.

Es können die Bewertungen mehrerer Alltagssituationen gemittelt werden, um somit eine Aussage für die Performance in einfachen oder komplexen Handlungen zu treffen. Ein Formulierungsvorschlag für den Befund wäre: Die Performance einfacher/komplexer Handlungen ist aufgrund folgender Störungen ... leicht/mittelgradig/schwer beeinträchtigt.

Arbeitsblatt 2.3: Beurteilung der Performance

Anhang zu Arbeitsblatt 2.3   Beurteilung der Performance

Erläuterung der Ratingskala

0   Vollständig und situationsangemessen
Es ist keine therapeutische Unterstützung notwendig, dass heißt, die Aufgabe wird zu 100% selbstständig erledigt ohne dass eine Eigen- oder Fremdgefährdung vorliegt.

1   Überwiegend selbstständig, punktuell ist therapeutische Hilfestellung notwendig
Der Patient führt ca. 80% der Teilhandlungen selbstständig durch und benötigt nur noch bei wenigen Teilhandlungen Hilfestellungen. Ohne diese Hilfestellungen käme er nicht bzw. nicht in angemessener Art und Weise zum Ziel.

> **Beispiel**
> **Zähne putzen**
> Selbstständig ausgeführt: findet Zahnpasta und Zahnbürste, gibt Zahnpasta auf die Bürste, schraubt Zahnpastatube wieder zu, legt Tube weg, spuckt Zahnpasta aus, spült Mund aus, reinigt die Zahnbürste, räumt Zahnbürste wieder auf.
> Mit Unterstützung ausgeführt: einhändig die Tube öffnen, Zähne putzen, arbeitet mit zu viel Druck, sodass das Zahnfleisch an zwei Stellen blutet.

2   Ca. die Hälfte der Teilhandlungen wird selbstständig ausgeführt
Ca. 50% der Teilhandlungen werden selbstständig ausgeführt. Bei den anderen Teilhandlungen ist therapeutische Unterstützung notwendig.

> **Beispiel**
> **Einkaufen im Supermarkt**
> Selbstständig ausgeführt: Patient geht zu Fuß in den Laden, löst den Einkaufswagen aus, findet Produkte, wählt diese aus und legt sie in den Einkaufswagen, bedient die Obst- und Gemüsewaage, verstaut den Einkauf selbstständig in einer mitgebrachten Tasche, zahlt an der Kasse.
> Mit Unterstützung ausgeführt: muss an Einkaufszettel erinnert werden, wobei ein hinführender Cue ausreicht, Einkaufswagen schieben, Bestellen an der Käsetheke, Einkaufszettel nicht vorgezeigt, Therapeutin dient als Modell, Umgang mit der Geldbörse.
> **Zähne putzen**
> Selbstständig ausgeführt: findet Zahnbecher mit Zahnbürste und Zahnpasta, öffnen Zahnpastatube, schließt Tube selbstständig, spuckt am Ende Zahnpasta aus, wäscht Zahnbürste aus.
> Mit Unterstützung ausgeführt: Zahnpasta auf die Bürste geben, keine Idee, wie er dies einhändig machen soll, fordert Hilfe ein, Zähne putzen (putzt von sich aus nur rechts), spült Mund nicht aus, entfernt Zahnpastareste nur rechts aus dem Gesicht.

3   Nur sehr wenige Teilhandlungen können selbstständig durchgeführt werden und/oder es besteht eine massive Eigen- und/oder Fremdgefährdung
Der Patient bewältigt nur ca. 25% der Teilhandlungen selbstständig und/oder es besteht eine massive Eigen- und/oder Fremdgefährdung.

> **Beispiel**
> **Einkaufen im Supermarkt:**
> Selbstständig ausgeführt: Patient geht zu Fuß in den Laden, kann Produkte in den Einkaufswagen legen, findet im richtigen Regal die gesuchten Produkte.
> Mit Unterstützung ausgeführt: Auslösen des Einkaufswagens, Cue: »Was brauchen Sie dafür?« reicht als Erinnerung an das Geldstück aus, muss explizit an Einkaufszettel erinnert werden, Zuknoten der Obsttüte, kategorisieren/Orientierung im Supermarkt, Umgang mit dem Geldbeutel, Einkaufswagen schieben, Bedienen der Obst- und Gemüsewaage

> **!** Patienten, die zwar mehr als 38% (wäre bereits unter 2 einzuordnen) der Teilhandlungen bewältigen, aber durch ihr Vorgehen sich und/oder andere massiv gefährden, werden mit 3 bewertet, da ihnen eine selbstständige Durchführung der Tätigkeit nicht gestattet werden kann.

Beispiele für Eigen- und Fremdgefährdung
Der Patient stellt die falsche Kochplatte an, bemerkt dies auch nicht, als er sich wundert, warum sein Wasser nicht heiß wird.
Der Patient will den fertigen Auflauf mit ungeschützten Händen aus dem heißen Ofen nehmen.
Der Patient versucht den abfahrenden Bus aufzuhalten, indem er den Stock in die sich schließende Tür hält.
Der Patient mit schwerer Hemiparese will im Rollstuhl alleine Rolltreppe fahren.

◻ Abb. 2.4   Anhang zu Arbeitsblatt 2.3: Beurteilung der Performance

Im Verlauf kann der Prozess der gemeinsamen Zielformulierung wichtige Auskunft über Veränderungen beim Patienten geben, die einerseits die Awareness andererseits die Krankheitsverarbeitung betreffen können.

2.8   Therapie

Bei Patienten mit schweren Einschränkungen und geringem Rehabilitationspotenzial ist es oft wichtig die Therapieinhalte auf wenige alltagsrelevante Themen einzuengen, die dann umso sorgfältiger ausgewählt werden müssen. Dagegen kann es bei leichter betroffenen Patienten sinnvoll sein an der Verbesserung spezifischer Funktionen im Hinblick auf einen flexiblen Einsatz in verschiedenen Situationen zu arbeiten (Goldenberg et al. 2002). Für die meisten Patienten nach Hirnschädigung aber gilt, dass sie nicht von einmaligen Übungen oder einmal gezeigten Strategien profitieren. Auch findet in der Regel kein Transfer bzw. keine Generalisierung von Erlerntem auf andere Situationen statt. Daraus ergeben sich folgende, aus der Verhaltenstherapie stammende, allgemeine Regeln für das therapeutische Vorgehen bei der Therapie von hirngeschädigten Patienten (Wenz 1999c):

Serielles Vorgehen: Eins nach dem anderen. Es sollte in den einzelnen Therapiesequenzen soweit wie möglich nur ein Ziel nach dem anderen angestrebt werden. Erst wenn dieses beherrscht wird, kann ein neues dazukommen.

Redundanz: Möglichst häufige Wiederholungen. Eine hohe Redundanz (häufige Wiederholung) hilft dem Patienten, den Fokus auf der aktuellen Anforderung zu halten.

Simplifikation: Je einfacher, desto eingängiger. Die Therapeutin sollte Erklärungen und Anleitungen so einfach wie möglich halten, da sie so für den Patienten eingängiger sind. Das Gleiche gilt für Lösungsstrategien. Sind diese zu komplex, können sie vom Patienten nicht auf einmal erfasst und erlernt werden.

Literatur

Fischer A (2015) Internationale Klassifikation der Funktionsfähigkeit, Behinderung und Gesundheit (ICF). In: Scheepers C, Steding-Albrecht U, Jehn P (Hrsg) Ergotherapie – Vom Behandeln zum Handeln. Thieme, Stuttgart, S 96–103

Fries W et al. (2007) Teilhaben. Neue Konzepte der Neurorehabilitation für eine erfolgreiche Rückkehr in Alltag und Beruf. Thieme, Stuttgart

Gauggel S (2008) Anosognosie. In: Gauggl S, Herrmann M (Hrsg) Handbuch der Neuro- und Biopsychologie. Hogrefe, Göttingen, S 539–546

Götze R, Pössl J, Ziegler W (2005) Überprüfung der Wirksamkeit der Alltagsorientierten Therapie (AOT) bei Patienten mit erworbener Hirnschädigung. Neuro Rehabil 11(1): 13–20

Goldenberg G, Pössl J, Ziegler W (Hrsg) (2002) Neuropsychologie im Alltag. Thieme, Stuttgart

Karnath HO (2014) Anosognosie In: Karnath HO, Goldenberg G, Ziegler W (Hrsg) Klinische Neuropsychologie Kognitive Neurologie. Thieme, Stuttgart, S 265–271

Kielhofner G, Mentrup C, Niehaus A (1999) Das Model of Human Occupation (MOHO): Eine Übersicht zu den grundlegenden Konzepten und zur Anwendung. In: Jerosch-Herold C, Marotzki U, Hack BM, Weber P (Hrsg) Konzeptionelle Modelle für die ergotherapeutische Praxis. Springer, Berlin Heidelberg, S 49–82

Kolster F (2015) Handlungsorientierte Diagnostik und Therapie (HoDT). In: Scheepers C, Steding-Albrecht U, Jehn P (Hrsg) Ergotherapie – Vom Behandeln zum Handeln. Thieme, Stuttgart, S 375–379

Law M, Baptiste S, Carswell A, McColl MA et al. (1994) Canadian Occupational Performance Measure. CAOT Publications Toronto

McGlynn SM, Schacter DL (1990) Unawareness of deficits in neuropsychological syndromes. Jo Clinical Experimental Neuropsychol 11: 143–150

Müller SV (2014) Executive Dysfunktionen. In: Karnath HO, Goldenberg G, Ziegler W (Hrsg) Klinische Neuropsychologie – Kognitve Neurologie. Thieme, Stuttgart

Rentsch HP, Bucher P, Dommen-Nyffeler I et al. (2001) Umsetzung der »International Classification of Functioning, Disability and Health« (ICF) in die Alltagspraxis der Neurorehabilitation. Neurol Rehabil 7(4): 171–178

Thöne-Otto A, Markowitsch HJ (2004) Gedächtnisstörungen nach Hirnschädigung. Hogrefe, Göttingen

Unverhau S, Babinsky R (2000) Problemanalyse, Zielsetzung und Behandlungsplanung in der neuropsychologischen Therapie. In: Sturm W, Herrmann M, Wallesch CW (Hrsg) Lehrbuch der Klinischen Neuropsyhologie. Swets & Zeitlinger, Lisse, NL, S 300–321

Volz-Sidiropoulou G (2008) Klassifikation der Funktionsfähigkeit, Behinderung und Gesundheit (ICF). In: Gauggl S, Herrmann M (Hrsg) Handbuch der Neuro- und Biopsychologie. Hogrefe, Göttingen, S 615–625

Wenz C (1999a) Awareness. In: Götze R, Höfer B (Hrsg) Alltagsorientierte Therapie für Patienten mit erworbener Hirnschädigung. Thieme, Stuttgart, S 131–137

Wenz C (1999b) Krankheitsverarbeitung. In: Götze R, Höfer B (Hrsg) Alltagsorientierte Therapie bei Patienten mit erworbener Hirnschädigung. Thieme, Stuttgart, S 143–150

Wenz C (1999c) Allgemeine Grundlagen therapeutischen Handelns. In: Götze R, Höfer B (Hrsg) Alltagsorientierte Therapie bei Patienten mit erworbener Hirnschädigung. Thieme, Stuttgart, S 34–38

WHO (2005) ICF Internationale Klassifikation der Funktionsfähigkeit, Behinderung und Gesundheit. Deutsches Institut für Medizinische Dokumentation und Information DIMDI (Hrsg) WHO, Genf

Internetadresse

Chapparo C, Ranka J (1997) The Occupational Performance Model (Australia): a discription of constructs and structure. ► http://www.occupationalperformance.com

Händigkeit

Renate Götze

R. Götze, *Neuropsychologisches Befundsystem für die Ergotherapie*,
DOI 10.1007/978-3-662-47813-4_3, © Springer-Verlag Berlin Heidelberg 2015

■ **Begriffsbestimmung**

Händigkeit definiert die Hand, die bei unimanuellen Tätigkeiten spontan bevorzugt wird und diese meist auch schneller und mit größerem Geschick ausführt als die nichtdominante Hand (Cavill u. Bryden 2003). Dabei ist Händigkeit laut Pritzel (2006) entlang eines Kontinuums abbildbar, das von »ausgeprägter Rechtshändigkeit« bis zu »ausgeprägter Linkshändigkeit« reicht. Dies lässt viele Zwischenformen zu. Personen, die sowohl mit der einen als auch mit der anderen Hand eine ähnliche Geschicklichkeit bei verschiedenen Tätigkeiten aufweisen, werden als Ambidexter bezeichnet. Weitaus häufiger als diese komplette Beidhändigkeit, die nur bei ca. 3 von 1.000 Personen auftritt, ist eine »Mischhändigkeit« mit Bevorzugung einer Hand (25–33%), wobei die Handpräferenz von der jeweiligen Tätigkeit abhängt (Podbregar 2012).

■ **Relevanz der Händigkeit**

Es wird allgemein angenommen, dass zwischen der Händigkeit und der Hirnorganisation ein Zusammenhang besteht. Das hier am häufigsten angeführte Beispiel ist die Sprachorganisation. Zumeist sind die Sprachzentren in der linken Hemisphäre angesiedelt. Bei nur 4% der ausgeprägten Rechtshänder (Lateralitätsquotient +100) ist die rechte Hemisphäre sprachdominant, bei beidhändig veranlagten Personen sind es 15% und bei ausgeprägten Linkshändern (Lateralitätsquotient –100) 27% (Knecht et al. 2000). Es kann also bei einem Linkshänder nicht davon ausgegangen werden, dass die Sprachorganisation in Relation zu Rechtshändern umgekehrt angeordnet ist. Es gibt aber bei Linkshändern neben dem höheren Anteil von rechtshirniger Sprachdominanz auch vermehrt Zwischenformen, bei denen die Sprachorganisation auf beide Hemisphären verteilt ist.

Für die Ergotherapie gibt die Händigkeit darüber hinaus eine wichtige Zusatzinformation über das Ausmaß der Alltags- bzw. Berufsrelevanz einer unilateralen Handfunktionsstörung. So sind Patienten mit Beeinträchtigungen der dominanten Hand zusätzlich gefordert, unilaterale Tätigkeiten, wie z. B. Schreiben oder Rasieren, mit der nichtdominanten Hand zu erlernen.

■ **Hintergrund des ausgewählten Fragebogens zur Erfassung der Händigkeit**

Salmaso und Longoni (1985) verglichen 22 Studien aus verschiedenen Ländern der Welt zum Thema Händigkeit bezüglich der Angaben zum Anteil an Linkshändern in der Bevölkerung. Dabei lag der Anteil der Linkshänder zwischen 0,4% und 11,8%. Letztlich waren die Ergebnisse nicht vergleichbar.

Zum einen wurden sehr unterschiedliche Untersuchungsmethoden eingesetzt wie Fragebögen mit 75 Items oder nur dem Item »Schreiben«, Selbstauskünfte oder die konkrete Durchführung unimanueller Einzelhandlungen (Performancetests). Zum anderen wurde Linkshändigkeit sehr unterschiedlich definiert.

Die verschiedenen Autoren legten Linkshändigkeit mit einem Lateralitätsquotienten zwischen <0 und = –100 auf einer Skala von +100 bis –100 fest.

Resultierend aus der Analyse häufig eingesetzter Fragebögen filterten Salmaso und Longoni zehn aussagekräftige Items heraus. Eine einheitliche Festlegung, ab welchem Wert von Linkshänder, Rechtshänder oder Ambidexter (Beidhänder) gesprochen wird, gibt es nach unserem Wissensstand derzeit nicht.

Hilfreich für die Einschätzung des im Befund erhobenen Lateralitätsquotienten können die Beschreibungen von Pritzel (2006) sein. Die Autorin weist darauf hin, dass ca. 70% der Bevölkerung als Rechtshänder bezeichnet werden können. Die anderen 30% teilen sich in drei Gruppen auf:

» 1. Menschen, die für verschiedene Tätigkeiten die eine oder die andere Hand benutzen können und oftmals die linke nehmen, wenn Rechtshänder, die rechte einsetzen
2. Personen, die Tätigkeiten mit hohem sozialen Erwartungsdruck rechtshändig ausführen (z. B. Schreiben), andere mit der linken Hand
3. Menschen, die die überwiegende Mehrzahl der in Tests abgefragten einhändig durchzuführenden Tätigkeiten, inklusive des Schreibens, linkshändig ausführen. (ebd., S. 607)

■ **Befundaufgabe**

Händigkeit nach Salmaso und Longoni Auf Arbeitsblatt 3.1 wird die Händigkeit erfasst. Der Lateralitätsquotient (LQ) wird im Anschluss wie folgt berechnet:

$$LQ = 100 \times ((\text{Summe Rechts} - \text{Summe Links}) : (\text{Summe Rechts} + \text{Summe Links}))$$

Ein typisches und zwei eher seltene Beispiele, die die Rechnung veranschaulichen:

Beispiel 1: Patient gibt an, alle Tätigkeiten früher mit der rechten Hand ausgeführt zu haben.

$$LQ = 100 \times ((10 - 0) : (10 + 0)) = 100 \times 10 : 10 = +100$$

Beispiel 2: Patient gibt an, 3 Tätigkeiten mit rechts und 7 mit links ausgeübt zu haben.

$$LQ = 100 \times ((3 - 7) : (3 + 7)) = 100 \times -4 : 10 = -40$$

Beispiel 3: Patient gibt an, 2 Tätigkeiten mit rechts, 1 Tätigkeit mit links und 7 sowohl mit rechts als auch mit links ausgeübt zu haben.

$$LQ = 100 \times ((9 - 8) : (9 + 8)) = 100 \times 1 : 17 = +6$$

Patient:	Geb.-Dat.:	Therapeutin:	Datum:

Arbeitsblatt 3.1   Händigkeit

Prämorbide Handpräferenz nach Salmaso und Longoni
Instruktion: »Bitte geben Sie an, mit welcher Hand Sie früher, vor dem Ereignis, die folgenden Tätigkeiten bevorzugt durchgeführt haben.«

Werden für eine Tätigkeit beide Hände angegeben, so wird sowohl links als auch rechts ein Kreuz eingetragen. Sollte ein Patient zu einem Item keine Auskunft geben können, z. B. aufgrund mangelnder Erfahrung oder Sprachschwierigkeiten, so wird kein Kreuz gemacht und der Grund kommentiert. Mit allen vorhandenen Angaben wird, wie unten erläutert, der Lateralitätsquotient errechnet.

		links	rechts
1	Werfen ___	☐	☐
2	Mit der Schere schneiden ___	☐	☐
3	Kämmen ___	☐	☐
4	Zähneputzen ___	☐	☐
5	Mit dem Messer schneiden (ohne Gabel) ___	☐	☐
6	Mit dem Löffel essen ___	☐	☐
7	Hämmern ___	☐	☐
8	Schrauben mit einem Schraubenzieher ___	☐	☐
9	Streichholz anzünden ___	☐	☐
10	Einfädeln (in welcher Hand ist der Faden) ___	☐	☐

Summe (Σ):

Lateralitätsquotient ___
100×[(Σ Rechts−Σ Links):(Σ Rechts+Σ Links)]

Literatur

Cavill S, Bryden P (2003) Development of handedness: comparison of questionnaire and performance-based measures of preference. Brain Cognition 53: 149–151

Knecht S, Dräger B, Deppe M et al. (2000) Handedness and hemispheric language dominance in healthy humans. Brain 123: 2512–2518

Podbregar N (2012) Alles mit Links – Das Rätsel der Linkshändigkeit. In: Podbregar N, Lohmann D (Hrg) Im Focus: Neurowissen. Springer Spektrum, Berlin, Heidelberg, S 163–176

Pritzel M (2006) Händigkeit. In: Karnath HO, Thier P (Hrsg) Neuropsychologie. Springer, Heidelberg, S 605–609

Salmaso D, Longoni AM (1985) Problems in the assessment of hand preference. Cortex 21: 533–549

Sensorik

Renate Götze

R. Götze, *Neuropsychologisches Befundsystem für die Ergotherapie*,
DOI 10.1007/978-3-662-47813-4_4, © Springer-Verlag Berlin Heidelberg 2015

- **Begriffsbestimmung**

Unter dem Begriff Sensorik werden alle Sinneswahrnehmungen, der Bereiche Sehen, Hören, Riechen, Schmecken und Spüren zusammengefasst.

Die folgenden Checklisten (subjektive Angaben) dienen der Therapeutin als Entscheidungshilfe, inwieweit es der weiteren Abklärung eventueller sensorischer Auffälligkeiten durch eine andere Berufsgruppe bedarf. Es werden verschiedene mögliche Schwierigkeiten eines Patienten aufgezeigt. Dahinter wird jeweils ein Hinweis (Verdacht auf …) gegeben, worin das ursächliche Problem liegen könnte. **Dies sind keine Diagnosen!**

Die Störungen, bei denen auf in diesem Buch befindliche Kapitel verwiesen wird, werden von der Ergotherapeutin selbst getestet. Die unter **Subjektive Angaben** aufgeführten Punkte ermittelt die Therapeutin aus Berichten des Patienten, aus der Befragung von Angehörigen sowie ihren eigenen Beobachtungen.

4.1   Sehen

- **Differenzialdiagnostik**

Differenzialdiagnostisch zu Sehstörungen sind die folgenden neuropsychologischen Beeinträchtigungen abzuklären: visueller Neglect (▶ Abschn. 5.1.1), visuelle Extinktion (▶ Abschn. 5.2), räumliche Störungen (▶ Abschn. 6.1 und ▶ Abschn. 6.2)

- **Subjektive Angaben**
- Der Patient hat ein vorbekanntes Augenleiden.
- Er hat eine Brille (Nah-, Fern-, Gleitsicht).
- Er klagt über Doppelbilder.
  - Verdacht auf Augenmuskelparesen (zentral oder peripher).
  - Verdacht auf Konvergenzstörung (Naheinstellung) und dadurch fehlendes/ beeinträchtigtes beidäugiges Sehen (Fusionsstörung).
- Er gibt ein Blendgefühl an oder dass er helleres Licht benötigt als früher, z. B. beim Lesen.
  - Verdacht auf gestörte Adaptionsfähigkeit des Auges.
- Er klagt über Verschwommensehen.
  - Verdacht auf geminderte Sehschärfe.
  - Verdacht auf Beeinträchtigung des Kontrastsehens.
  - Verdacht auf Störung der Fusion.
- Er gibt mangelnde Belastbarkeit an z. B. müde Augen/ Augenbrennen/ Verschwommensehen nach kurzer Zeit.
  - Verdacht auf Störung der Fusion.
- Er übersieht Dinge auf einer Seite oder findet beim Lesen Zeilenanfänge schlecht und bemerkt dies selbst.
  - Verdacht auf Hemianopsie.
- Er kann Gegenstände oder Personen nicht fixieren.
  - Verdacht auf Nystagmus/Augenzittern, schlechte Sehschärfe oder Hemianopsie.
- Er nähert beim Lesen den Text stark an die Augen an.
  - Verdacht auf schlechte Sehschärfe.
- Er hat Schwierigkeiten, Bleistiftschrift auf grauem Papier zu lesen.
  - Verdacht auf Beeinträchtigung des Kontrastsehens.

- Er gibt bei schlechter Beleuchtung, z. B. in der Dämmerung, eine deutliche Verschlechterung seines Sehvermögens gegenüber früher an.
  - Verdacht auf Beeinträchtigung des Kontrastsehens.
- Er hat Schwierigkeiten, Entfernungen richtig abzuschätzen, z.B. hebt beim Treppensteigen das Bein zu hoch oder niedrig oder kann im Straßenverkehr Entfernungen von Fahrzeugen nicht mehr einschätzen.
  - Verdacht auf Probleme beim Entfernungssehen; Stereopsis.
- Er hat Schwierigkeiten, Farben zu erkennen bzw. zuzuordnen, Gesichter von ihn umgebenden Personen oder auf Fotos zu erkennen, Objekte zu erkennen.
  - Verdacht auf Farb-, Gesichts-, oder Objektagnosie (tritt selten auf).

- **Befunderhebung**

▶ Die **genaue** Bestimmung der Sehschärfe, des Binokularsehens, der Okulomotorik oder des Restgesichtsfeldes (z. B. liegt eine Hemi- oder Quadrantenanopsie vor), erfolgt durch die Orthoptistin bzw. den mit zentralen Sehstörungen erfahrenen Augenarzt oder Neuropsychologen.

Überprüfung der Okulomotorik   Der Patient wird gebeten, mit beiden Augen nacheinander in alle Blickrichtungen (rechts, links, oben, unten) zu schauen. Zwischen den einzelnen Bewegungen fixiert er die Nase der Therapeutin. Diese sitzt ihm gegenüber. Geringfügige Mitbewegungen des Kopfes sind teilweise nicht vermeidbar, entscheidend ist das Ausmaß der Augenbewegungen.
- Bei Einschränkungen: Verdacht auf Okulomotorikstörung (peripher: Augenmuskelparese; zentral: Blickparese).

Fingerperimetrie (von zwei Therapeutinnen ausgeführt)   Eine Therapeutin sitzt vor dem Patienten und bittet diesen, ihre Nase zu fixieren und zu beobachten. Eine zweite Therapeutin steht hinter dem Patienten und führt auf Nasenhöhe des Patienten zunächst ihren rechten und dann ihren linken Zeigefinger vom äußeren Rand des Gesichtsfeldes zur Mitte hin. Ihre Hände haben ca. 10 cm Abstand zum Gesicht des Patienten. Der Patient wird gebeten mitzuteilen, ab wann er den Finger sieht.
- Hinweis auf Hemianopsie, wenn der Patient den Finger auf einer Seite später wahrnimmt als auf der anderen.

Als Nächstes führt sie ihren Finger diagonal von rechts oben in Richtung seiner Nase. Der Patient soll sich wiederum äußern, sobald er den Finger sieht. Das gleiche Vorgehen wird für rechts unten, links oben und links unten wiederholt (◳ Abb. 4.1).
- Hinweis auf Quadrantenanopsie, wenn der Patient den Finger in einem Quadranten später wahrnimmt als in den anderen.

Fingerperimetrie (von einer Therapeutin ausgeführt)   Die Therapeutin sitzt ca. 40 cm vor dem Patienten. Sie fordert den Patienten auf, ihre Nase zu fixieren. Sie streckt die Arme auf Na-

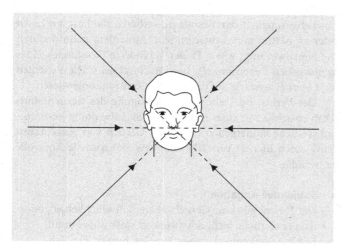

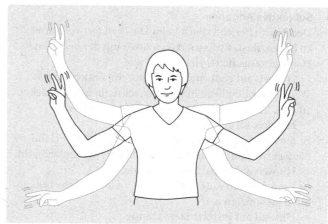

Abb. 4.1 Fingerperimetrie (eine Therapeutin)

Abb. 4.2 Fingerperimetrie (zwei Therapeutinnen)

senhöhe seitlich aus und macht abwechselnd mit Mittel- und Zeigefinger ihrer rechten und linken Hand Winkbewegungen (■ Abb. 4.2). Der Patient soll mitteilen, wo er Bewegung wahrnimmt.

Das Gleiche macht sie für die Quadranten rechts oben/links oben und rechts unten/links unten (■ Abb. 4.2). Der Patient soll mitteilen, wo er Bewegung wahrnimmt (Beurteilung s. oben).

Linie halbieren (Arbeitsblatt 5.2) Erläuterungen zu Testausführung und Auswertung finden sich in ▶ Abschn. 5.1.1.

4.2 Hören

▪ Differenzialdiagnostik
Differenzialdiagnostisch zu Hörstörungen sind die folgenden neuropsychologischen Beeinträchtigungen abzuklären: akustischer Neglect (▶ Abschn. 5.1.4), akustische Extinktion (▶ Abschn. 5.2), aphasische Sprachverständnisstörung (▶ Abschn. 11.1), peripher bedingte Hörstörung.

▪ Subjektive Angaben
– Der Patient hat ein Hörgerät.
– Er hat eine vorbekannte Schwerhörigkeit.
– Er reagiert auf Ansprache nicht oder verzögert.
– Er berichtet von Schwierigkeiten beim Folgen von Gesprächen in lauter Umgebung oder mit mehreren Teilnehmern.
– Er kann Geräuschquellen, z.B. bei Gesprächen in einer Gruppe, nicht zuordnen (Richtungshören).
– Er berichtet, dass er Musik nicht mehr so schätzt wie früher bzw. keine Freude mehr daran hat.
– Er nimmt bestimmte Geräusche nicht wahr (z. B. sehr tiefe oder hohe Töne).
– Er berichtet von Ohrgeräuschen (z. B. Klingeln oder Rauschen). Befunderhebung

> **Die genaue Diagnostik (peripher wie zentral) erfolgt durch einen HNO-Arzt, Hörgeräteakustiker, Audiometristen oder Neurologen.**

Auditive Zuwendereaktionen überprüfen Reagiert der Patient auf Reize von rechts, links, hinten?
Der Patient wird gebeten, die Augen zu schließen und seinen Kopf in die Richtung zu wenden, aus der er ein Geräusch wahrnimmt. Die Therapeutin erzeugt nun Geräusche (z. B. leichtes Klappern mit einem Schlüsselbund, falls dies nicht wahrgenommen wird, lauter werdendes Klappern).
– Verdacht auf eine periphere oder zentrale Hörstörung, wenn der Patient auf einzelne Reize reduziert oder gar nicht reagiert.

Versteht der Patient besser, wenn laut oder leise gesprochen wird? Besser bei lautem Sprechen.
– Verdacht auf eine periphere Hörstörung.

Besser bei leisem Sprechen.
– Verdacht auf eine zentrale Hörstörung.

Ändert sich an den Schwierigkeiten des Patienten trotz gut angepasstem Hörgerät nichts?
– Verdacht auf eine zentral bedingte Hörstörung.

4.3 Sensibilität

▪ Differenzialdiagnostik
Differenzialdiagnostisch zu Sensibilitätsstörungen sind die folgenden neuropsychologischen Beeinträchtigungen abzuklären: somatosensibler Neglect (▶ Abschn. 5.1.2), personaler Neglect (▶ Abschn. 5.1.7), taktile Extinktion (▶ Abschn. 5.2), peripher bedingte Nervenschädigungen.

■ Subjektive Angaben

- Der Patient berichtet, sich beim Duschen fast verbrannt zu haben, da das Wasser, das er zuvor mit der betroffenen Hand gestestet hatte, viel zu heiß war.
  - Hinweis auf gestörtes Temperaturempfinden.
- Wenn er im Bett liegt, muss er hinschauen, um sich sicher zu sein, in welcher Stellung sich sein Arm befindet.
  - Hinweis auf gestörte Kinästhesie.
- Er nimmt kleine Verletzungen an der betroffenen Hand häufig erst wahr, wenn er z. B. den blutenden Kratzer sieht.
  - Hinweis auf Hypalgesie/Analgesie.
- Er kann gesuchte Gegenstände in der Hosentasche tastend nicht identifizieren.
  - Hinweis auf gestörte Stereognosie.
- Er berichtet, dass er mit der betroffenen Hand den Reifegrad einer Avocado nicht ertasten kann.
  - Hinweis auf gestörte/s Druckempfinden und Kinästhesie.
- Er erzählt, dass er, wenn ihn jemand an der Hand berührt, den Eindruck habe, dies an der Schulter zu spüren.
  - Hinweis auf Allästhesie.
- Er empfinde leichte Berührungen als (beinahe) schmerzhaft.
  - Hinweis auf Allodynie.
- Seine Hand sei oft wie eingeschlafen/brenne/fühle sich übergroß an.
  - Hinweis auf Parästhesie, Hyperalgesie, Metamorphognosie.

■ Befunderhebung

Die Testung der sensiblen Leistungen wird im Rahmen der motorisch-funktionellen Ergotherapie durchgeführt und deshalb hier nicht näher beschrieben.

Exterozeption Oberflächensensibilität (Berührungswahrnehmung, Lokalisation, Zweipunktdiskrimination, Temperatur- und Schmerzwahrnehmung).

Propriozeption Tiefensensibilität (Wahrnehmen und Erkennen von passiv geführten Gelenkbewegungen und Stellungen).

Stereognosie Leistung der Oberflächen- und Tiefensensibilität in Kombination mit motorischen Leistungen (Ertasten großer und kleiner Gegenstände ohne visuelle Kontrolle).

Dysästhesien Subjektive Angaben des Patienten (z. B. Taubheitsgefühl, dumpfes Brennen, verstärkte Schmerzempfindung, das Gefühl, eine ballonartig aufgeblähte Hand zu haben).

4.4   Riechen und Schmecken

Die Sinne des Riechens und Schmeckens sind bei einigen Patienten beeinträchtigt. Insbesondere eine **veränderte Geschmackswahrnehmung** stellt für die Betroffenen eine deutliche Einbuße der Lebensqualität dar. Betroffene verlieren die Lust am Essen oder an bestimmten Lebensmitteln. Außerdem kann dadurch die Signalwirkung, wie z. B. der veränderte Geschmack eines verdorbenen Lebensmittels, beeinträchtigt sein. Die Patienten sind hierbei verstärkt auf die optische Kontrolle angewiesen.

Der Verlust oder eine Beeinträchtigung des **Geruchssinns** kann ebenfalls mit einer Einbuße der Signalwirkung bestimmter Gerüche einhergehen (z. B. der Geruch von Angebranntem). Auch hier ist verstärkt eine bewusste visuelle Kontrolle notwendig.

■ Subjektive Angaben

- Der Patient gibt eine Geruchsüberempfindlichkeit an, oder dass er Gerüche nicht oder weniger stark wahrnimmt.
- Er klagt über einen veränderten Geschmack von Nahrungsmitteln oder darüber, dass das Essen immer gleich schmeckt.
- Er kann seinen Eigengeruch nicht wahrnehmen.

■ Befunderhebung

Subjektive Angaben und Alltagsbeobachtungen (z. B. isst der Patient sehr wenig oder hört, obwohl er vorher Hunger bekundet hat, nach wenigen Bissen wieder auf zu essen).

Lokalisation

Sehen

Hemianopsien werden am häufigsten durch Posteriorinfarkte verursacht. Aber sie können auch durch hintere Mediainfarkte, okzipitale oder temporale Blutungen, Schädel-Hirn-Traumata, Tumore oder auch durch multiple Sklerose hervorgerufen sein (Zihl 2014). **Doppelbilder** werden u. a. durch periphere Augenmuskelparesen (z. B. durch erhöhten Hirndruck, Operationen, Schädelhirntrauma) verursacht. Hirnstammläsionen können zu **zentralen Okulomotorikstörungen** (z. B. Konvergenzstörungen im Sinne von schlechtem Sehen in der Nähe und/oder Doppelbildern) und Nystagmus führen. V.a. bilaterale postchiasmatische Läsionen des N. opticus führen zu Beeinträchtigungen der **Sehschärfe** (Kerkhoff u. Oppenländer 2009).

Hören

Zentrale Hörstörungen können nach Schädigungen entlang der Hörbahn von den Nc. cochleares im Hirnstamm über den Colliculus inferior und den Thalamus bis zur Hörrinde auftreten. Einseitige Läsionen bleiben klinisch oft unauffällig. Auf kortikaler Ebene wird ähnlich dem visuellen System (▶ Kap. 6) eine dorsale und eine ventrale Verarbeitungsroute beschrieben (Kerkhoff u. Utz 2014). Somit treten akustische Lokalisationsprobleme nach parietalen oder parietotemporalen Läsionen auf (dorsale Route). Schädigungen im Temporalkortex führen zu akustischen Erkennungsdefiziten von sprachlichen und nichtsprachlichen Reizen (ventrale Route). Im Gegensatz zu visuellen Beeinträchtigungen werden die Hörstörungen bei unilateralen Läsionen noch häufig übersehen. Dies liegt an der unterschiedlichen Verarbeitung von visuellen und akustischen Reizen (s. Polster u. Rose 1998).

Sensibilität

Sensibilitätsstörungen treten bei peripheren Nervenläsionen und nach den unterschiedlichsten Schädigungen des ZNS auf. Sie zeigen sich häufig bei Läsionen des Gyrus postcentralis des Parietallappens (Bollinger Herzka 2015). Hinterstrangläsionen können **Parästhesien** verursachen. Läsionen im Thalamusgebiet (Tractus spinothalamicus) führen häufig zu einem veränderten bzw. beeinträchtigten **Schmerz- und Temperaturempfinden.**

Riechen und Schmecken

Der Geruchs- und Geschmackssinn hat keine so ausgedehnte Abbildung auf der kortikalen Oberfläche wie die anderen Sinnessysteme. Läsionen im Bereich der entsprechenden Hirnnerven (N. glossopharyngeus, N. vagus und ein Ast des N. facialis: **Schmecken**; N. olfactorius: **Riechen**) und im Bereich des Thalamus und Hypothalamus können zu Beeinträchtigungen dieser Sinne führen. Störungen des Geruchssinns und somit auch des Schmeckens finden sich bei ca. 10% der Schädel-Hirn-Traumata (Feldmann et al. 2012).

Literatur

Bollinger Herzka T (2015) Medizinische und funktionelle Grundlagen. In: Scheepers C, Steding-Albrecht U, Jehn P (Hrsg) Ergotherapie – Vom Behandeln zum Handeln. Thieme, Stuttgart, S 240–253

Feldmann H, Alberty J, Brusis T, Deitmer T, Hüttenbrink KB, Stoll W (2012) Gutachterliche Untersuchungen – Riech- und Schmeckprüfung. In: Feldmann H, Brusis T (Hrsg) Das Gutachten des Hals- Nasen- Ohren-Arztes. Thieme, Stuttgart, S 150–152

Kerkhoff G, Oppenländer K (2009) Diagnostik und Therapie elementarer und komplexer visueller Wahrnehmungsstörungennach Hirnschädigung. Teil 1: Visus, Kontrastsehen, Adaptation, Stereopsis, Fusion Z prakt Augenheilkd 30: 279–280

Kerkhoff G, Utz K (2014) Störungen der visuellen und akustischen Raumorientierung. In: Karnath HO, Goldenberg G, Ziegler W (Hrsg) Kognitive Neurologie. Thieme, Stuttgart, S 181–197

Polster MR, Rose SB (1998) Disorders of Auditory Processing: Evidence for modularity in Audition. Cortex 34: 47–65

Zihl J (2014) Zerebrale Sehstörungen. In: Karnath HO, Goldenberg G, Ziegler W (Hrsg) Klinische Neuropsychologie – Kógnitive Neurologie. Thieme, Stuttgart, S 26–51

Neglect- und Extinktionsphänomene

Renate Götze

R. Götze, *Neuropsychologisches Befundsystem für die Ergotherapie*,
DOI 10.1007/978-3-662-47813-4_5, © Springer-Verlag Berlin Heidelberg 2015

Neglect und Extinktion sind zwei voneinander getrennte Störungsbilder. Sie treten häufig gemeinsam auf, können aber dissoziieren. Die verschiedenen Neglectphänomene treten nur in seltenen Fällen isoliert auf und gehen in der Regel mit einer Unawareness für die Störung einher.

■ Allgemeine Begriffsbestimmung Neglect

Hemineglect, halbseitige Vernachlässigungs- oder Aufmerksamkeitsstörung sind synonyme Begriffe für Neglect. Sie beschreiben verschiedene Vernachlässigungsphänomene der kontraläsionalen (also dem Ort der Hirnschädigung gegenüberliegenden) Raum- und/oder Körperhälfte, die ursächlich nicht durch sensorische oder motorische Defizite erklärbar sind (Neumann et al. 2007). Als Ursache werden verschiedene Mechanismen diskutiert: die Aufmerksamkeits-, die Repräsentations- und die Transformationshypothese. Genaue Beschreibungen der Hypothesen finden sich bei Kolster et al. (2009).

Neglect wird in den letzten Jahren zunehmend auf zwei verschiedenen Ebenen beschrieben. Die eine Ebene beschreibt die Ausprägung des Neglects in den verschiedenen Sinneskanälen. Die andere Ebene bezieht sich auf die Raumsektoren, die der Neglect betrifft, wie den Nah- und Fernraum (◘ Abb. 5.1). Etablierte Testungen erfassen im Schwerpunkt die Sinneswahrnehmungen (visuell, akustisch etc.). Sie werden vorrangig im Ultranahraum und im Greifraum dargeboten. Für den sicher nicht weniger wichtigen Fernraum (extrapersonaler Raum) stehen keine etablierten Tests zur Verfügung. Grundsätzlich haben wir uns in dieser Buchauflage nochmals für die verbreitetste Aufteilung nach den Sinnesräumen entschieden. Zusätzlich stellen wir den personalen Neglect also den **Körperraum** betreffend und den repräsentationalen (die Vorstellung betreffend) mit entsprechenden Diagnostikansätzen vor.

■ Allgemeine Begriffsbestimmung Extinktion

»Extinktion« ist als eine Störung der zeitlichen und räumlichen Integration mehrerer sensorischer Informationen zu betrachten. Folglich ist es dem Betroffenen nicht möglich, zwei simultan dargebotene Reize wahrzunehmen. Es kommt zur Löschung auf der kontraläsionalen Seite. Die Wahrnehmung für einzeln präsentierte Reize ist dagegen unabhängig von der Raumposition nicht oder kaum beeinträchtigt (Neumann et al. 2007; Karnath et al. 2014).

■ Differenzialdiagnostik

Differenzialdiagnostisch zum Neglect und zur Extinktion sind die folgenden Beeinträchtigungen abzuklären: sensorische Defizite, wie z.B. Hemianopsie oder schwere Sensibilitätseinschränkungen (▶ Kap. 4), Aufmerksamkeitsstörung (▶ Kap. 7), räumliche Störungen (▶ Kap. 6).

■ Generelle Hinweise zur Befunderhebung

Ein Neglect geht immer mit einer Unawareness einher, in der Regel ist diese zumindest anfänglich global. Insofern darf der Untersucher nicht erwarten, dass die Untersuchungsergebnisse dem Betroffenen nachvollziehbar sind. Ferner kann die Testsituation allein für den Betroffenen eine Art Cue darstellen, der ihn zu einer momentanen Erhöhung der Aufmerksamkeit auch auf die betroffene Seite veranlasst und er dadurch eventuell besser abschneidet. Deshalb stellt die Alltagsbeobachtung einen sehr wichtigen Baustein zur Diagnostik von Neglectphänomenen dar.

Einschätzung zur Awareness Auf Arbeitsblatt 2.1 wird die Awareness des Patienten eingeschätzt, wenn Auffälligkeiten im Bereich Neglect festgestellt wurden (▶ Abschn. 2.2).

■ Typische Beobachtungen im Alltag für Neglect und Extinktion

- Der Patient führt Kopf- bzw. Augenbewegungen nur zur ipsiläsionalen Seite durch.
- Er reagiert auf Ansprache oder Geräusche nur von dieser Seite oder wendet sich zur falschen Seite.
- Er reagiert bei Gesprächen mit mehreren Personen (z. B. bei der Visite) nur/vermehrt auf Personen in seinem ipsiläsionalen Halbfeld.
- Der Patient stößt beim Gehen oder Rangieren mit dem Rollstuhl häufig auf der kontraläsionalen Seite an.
- Er übersieht Gegenstände auf einer Seite.
- Er zeigt Auslassungen beim Lesen, Schreiben oder Zeichnen.
- Er ist verletzungsgefährdet. Er bemerkt z.B. nicht, dass sein betroffener Arm in den Speichen des Rollstuhls hängt.
- Er reagiert nicht oder vermindert auf Berührungs- oder Schmerzreize auf der kontraläsionalen Seite oder lokalisiert diese falsch.
- Er vernachlässigt bei der Selbsthilfe eine Seite (z. B. beim Rasieren, Ankleiden oder bei der Suche nach Gegenständen in seiner Jacke).
- Er zeigt häufig eine Überaktivität der ipsiläsionalen Seite.

5.1   Neglectmodalitäten

5.1.1   Visuelle Neglectphänomene

■ Begriffsbestimmung

Visuelle Neglectphänomene zeichnen sich durch fehlende oder reduzierte Suchbewegungen von Augen und Kopf im kontraläsionalen Halbraum aus. Dadurch ist der visuelle Überblick (deutlich) beeinträchtigt, und es werden beispielsweise Personen oder Hindernisse, die sich im kontraläsionalen Blickfeld befinden, nicht beachtet. Bei ausgeprägtem Neglect – insbesondere

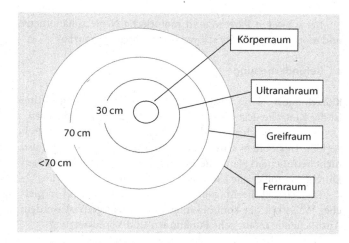

Abb. 5.1 Darstellung der einzelnen Raumsektoren, in denen ein Neglect sich auswirken kann. Die Zentimeterangaben beziehen sich auf den Abstand zur Körpermitte der Person modifiziert nach Neumann et al. 2007

in den ersten Monaten nach der Schädigung – sind die subjektive Geradeausrichtung im Raum sowie die spontane Blick- und Kopfstellung nach ipsilateral verschoben. Diese Haltung kann selbst auf Aufforderung nicht korrigiert werden (Neumann et al. 2007).

■ **Befunderhebung**

❯❯ Der folgende Test ist an den Tischtest von Kerkhoff (1995) angelehnt. Eine normierte Ausführung steht derzeit leider nicht zur Verfügung. Der verhältnismäßig aufwändige Test eignet sich besonders für leichtere Vernachlässigungsphänomene, die in den anderen unten aufgeführten, leichteren Screening-Tests eventuell nicht mehr abgebildet werden.

Tischtest (Arbeitsblatt 5.1) Für den Test werden 20 Alltagsgegenstände doppelt, 20 weitere einfach und eine Stoppuhr benötigt. Der Patient wird gebeten die Augen zu schließen. Nun werden ein Set der doppelten Alltagsgegenstände und die 20 einzelnen als »Ablenker« gleichmäßig auf dem Tisch verteilt (■ Abb. 5.2). Dann wird der Patient aufgefordert, die Augen wieder zu öffnen. Die Therapeutin sitzt dem Patienten gegenüber und zeigt ihm nacheinander jeweils einen Gegenstand aus dem doppelten Set der Alltagsgegenstände. Diesen Gegenstand soll der Patient möglichst schnell auf dem Tisch finden und darauf mit der ipsiläsionalen Hand zeigen, ohne seine Sitzposition zu verändern. Die Gegenstände werden zufällig nacheinander ausgewählt und die Suchzeit (bis zum Auffinden des Gegenstandes durch den Patienten) pro Gegenstand separat für die vier Quadranten des Tests auf dem Protokollblatt vermerkt. Dabei wird

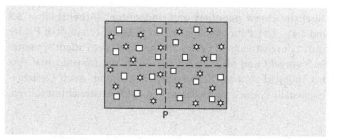

■ **Abb. 5.2** Aufbau Tischtest

die Zeit jeweils gestoppt, wenn der Therapeut merkt, dass der Patient den gesuchten Gegenstand gefunden hat. Dies gilt auch für den Fall, dass er mit der ipsiläsionalen Hand im kontraläsionalen Halbraum eine zu kurze Zeigebewegung ausführt. Letzteres wäre ein Hinweis auf eine direktionale Hypokinese (d.h., der Patient bewegt den ipsiläsionalen Arm zu kurz in die kontraläsionale Hälfte des Tisches).

Für jeden Quadranten werden am Ende die Suchzeiten der fünf gefundenen Gegenstände addiert, sodass eventuelle Vernachlässigungsphänomene sich in Form höherer Suchzeiten in einem Halbfeld oder einem Quadranten auswirken. Auf dem Arbeitsblatt finden sich auch die Hinweise zur Auswertung. Wertvolle Zusatzinformationen gibt eine genaue Beobachtung des spontanen Suchverhaltens des Patienten.

Vorschlagsliste für die Alltagsgegenstände Nagel, Streichholzschachtel, Gummiband, Büroklammer, Geldstück, Flügelmutter, Radiergummi, kleine Schere, Tesafilmrolle, Luftballon, Holzgardinenring, große Holzperle, Teebeutel, Zuckertütchen, Teelöffel, Feuerzeug, Zahnbürste, Würfel, Spielstein, Lippenstift, Bonbon, Kaugummi, Haarspange, Nagellack, Telefonkarte, Nähgarn, kleines Wollknäuel, kleine Einmalspritze, Bleistift, Teelicht, Schraube, Kastanie, dicker Haargummi, große Sicherheitsnadel, kleine Pillendose, Filmdose, kleiner Klebestift, Spitzer, einzeln verpacktes Pflaster, kleiner Salzstreuer.

Linie halbieren (Arbeitsblatt 5.2) Das Blatt wird genau mittig vor dem Patienten platziert. Der Patient wird aufgefordert, die abgebildete waagerechte Linie genau in der Mitte zu halbieren.
− Hinweis auf Hemianopsie, wenn der Teilungsstrich von der Mitte mehr als fünf Millimeter in die kontraläsionale (kortikal blinde) Seite verschoben ist.
− Hinweis auf Hemineglect, wenn der Teilungsstrich von der Mitte mehr als fünf Millimeter zur ipsiläsionalen Seite (also der Seite der Hirnschädigung) verschoben ist.

❯❯ Dieser Test ist nur als ergänzender Test empfohlen, da er nach der klinischen Erfahrung wenig sensitiv ist und Patienten mit leichten Neglectformen nicht erfasst (vgl. Felber u. Karnath 2001).

Durchstreichtest geordnet und ungeordnet (Arbeitsblätter 5.3 und 5.4) Der Patient soll jeweils jede 8, die er auf dem Papier findet, durchstreichen. Beobachtet wird, ob der Patient systematisch vorgeht und ob es zu Auslassungen kommt (maximal eine pro Halbfeld sind im Normbereich). Achtung: Auch Gesichtsfeldausfälle können zu Auslassungen in Durchstreichtest führen.

5.1.2 Somatosensible Neglectphänomene

▪ Begriffsbestimmung

Bei einem somatosensiblen Neglect werden Berührungs- oder Schmerzreize auf der kontraläsionalen Seite nicht ausreichend verarbeitet oder falsch lokalisiert (Neumann et al. 2007).

▪ Befunderhebung

Zuvor muss sich der Therapeut einen guten Überblick über eventuell vorliegende Sensibilitätsstörungen verschaffen (► Abschn. 4.3). Bei der Überprüfung der Sensibilität ist es eventuell notwendig, die Aufmerksamkeit z.B. durch ein »Achtung« kurzzeitig hochzufahren. Der Patient muss dann zeitnah mitteilen, ob er einen Reiz gespürt hat oder nicht.

Berührungswahrnehmung Die Therapeutin setzt Berührungsreize mit dem Finger erst auf der einen dann auf der anderen Körperseite. Der Patient hat die Augen geschlossen.
 — Hinweis auf Neglect, wenn auf der kontraläsionalen Seite Reize nicht/verzögert verarbeitet werden.
 — Hinweis auf Allästhesie, wenn der Patient die Reize auf der anderen als der stimulierten Körperhälfte lokalisiert (also bei Berührung links den Ort der Berührung rechts angibt).

Schmerzwahrnehmung Zur Abklärung einer erhöhten Verletzungsgefahr werden erst auf der einen, dann auf der anderen Seite Schmerzreize gesetzt (leichtes Zwicken). Der Patient hat die Augen geschlossen.
 — Hinweis auf erhöhte Verletzungsgefahr bei Neglect, wenn diese auf der kontraläsionalen Seite nicht verarbeitet werden.

5.1.3 Motorische Neglectphänomene

▪ Begriffsbestimmung

Motorische Neglectphänomene zeigen sich durch einen reduzierten Einsatz oder Nichtgebrauch der kontraläsionalen Gliedmaßen, welcher nicht ausreichend durch ein motorisches Defizit erklärbar ist. Außerdem sind möglicherweise die Zeige- bzw. Greifbewegungen des ipsiläsionalen Armes in den kontraläsionalen Raum hinein langsamer, zögerlicher und kleiner als im ipsiläsionalen Halbraum. Dieses nennt man **direktionale Hypokinese** (Neumann et al. 2007).

Bei schweren Paresen sind motorische Neglectphänomene und motorische Defizite schwer voneinander abgrenzbar.

▪ Befunderhebung

Klötzchentest Eine Möglichkeit für ein Beobachtungssetting ist der Klötzchentest, wie von Kolster et al. (2009) beschrieben.

40 Holzklötzchen werden unsystematisch auf dem Tisch verteilt. Der Patient wird gebeten, mit der ipsiläsionalen (also nicht betroffenen) Hand alle Klötzchen zu berühren. Im zweiten Durchgang soll er alle Klötzchen absammeln.

Danach soll die Aufgabe (falls motorisch möglich) in gleicher Weise mit der kontraläsionalen Hand ausgeführt werden. Ausreichende motorische Funktionen sind Voraussetzung!
 — Hinweis auf Neglect wenn sich die Qualität und Flüssigkeit der Bewegung beider Seiten (stark) unterscheiden. Hinweis auf direktionale Hypokinese wenn die Explorationsbewegungen des ipsiläsionalen Arms im kontraläsionalen Halbraum reduziert, fehlend oder zögerlicher sind. (Achtung: Das Ergebnis kann zusätzlich durch einen visuellen Neglect beeinflusst sein.)

Überprüfung des Armpendels Der Patient soll in flottem Tempo gehen.
 — Hinweis auf Neglect, wenn der Patient keine Armpendelbewegungen zeigt (Achtung: gute motorische Funktionen sind Voraussetzung).

Durchführung beidhändiger Tätigkeiten Zum Beispiel Handtuch zusammenlegen, Glas Wasser einschenken, mit Lineal und Bleistift einen Strich ziehen. (Achtung: Auch hier muss gut von motorischen Beeinträchtigungen abgegrenzt werden.)
 — Hinweis auf Neglect, wenn der Patient bei bimanuellen Anforderungen beide Hände nicht in dem Maß einsetzt, wie es ihm von seinen Funktionen her möglich wäre. So wirkt z. B. bei manchen Patienten der betroffene Arm wie plegisch, obwohl er auf direkte Aufforderung funktionell eingesetzt werden kann.

5.1.4 Akustische Neglectphänomene

▪ Begriffsbestimmung

Bei einem akustischen (synonym auditorischen) Neglect werden Sprach- oder Umgebungsgeräusche aus dem kontraläsionalen Halbraum falsch lokalisiert, falsch verstanden oder in seltenen Fällen gar nicht wahrgenommen (Neumann et al. 2007). Manchmal kommt es auch – wie in der somatosensiblen Modalität – zur Allästhesie, d. h., der Patient wendet sich bei akustischer Stimulation auf der vernachlässigten Seite zur ipsiläsionalen Seite hin.

■ **Befunderhebung**

Wahrnehmung akustischer Reize Ansprache oder andere akustische Reize (z. B. Fingerschnippen) von verschiedenen Richtungen geben. Der Reiz wird immer nur einseitig präsentiert und so, dass der Patient ihn nicht sehen kann (hinter dem Patienten stehen!).

- Hinweis auf Neglect, wenn der Reiz auf der kontraläsionalen Seite nicht wahrgenommen oder falsch lokalisiert wird.

5.1.5 Repräsentationaler Neglect (Neglect in der Vorstellung)

■ **Begriffsbestimmung**

Bei einem repräsentationalen Neglect wird die kontraläsionale Seite beim Absuchen innerer Vorstellungsbilder (z. B. eigene Küche, vertraute Gemälde) vernachlässigt. Erst nach einem mentalen Perspektivenwechsel (Rotation um 180°) ist es dem Patienten möglich, die zuvor vernachlässigte Seite (detailreich) wahrzunehmen (Neumann et al. 2007). Zudem werden Auswirkungen auf die Handlungsfähigkeit vermutet (Kolster 2011).

■ **Befunderhebung**

Beschreibung eines vertrauten Ortes Der Patient soll einen Raum oder Ort, der ihm vor dem Ereignis vertraut war, aus dem Gedächtnis beschreiben (z. B. Wohnzimmer oder Gegend vor seinem Haus).

Uhrentest/Clock-Drawing-Test Der Patient wird gebeten, eine Uhr mit Ziffernblatt aus dem Gedächtnis zu zeichnen.

- Hinweis auf repräsentationalen Neglect wenn die kontraläsionale Seite nicht oder weniger detailreich beschrieben bzw. gezeichnet wird oder sich auf der ipsiläsionalen Seite Details häufen (Crowding).

Neumann et al. (2007) weist jedoch darauf hin, dass die aufgeführten Tests einen Mangel an normativen Daten und an Untersuchungen bezüglich der Gütekriterien aufweisen. Zudem wird diese Neglectform bisher kontrovers diskutiert, und es gibt bislang keinen gezielten Behandlungsansatz.

5.1.6 Olfaktorische Neglectphänomene

■ **Begriffsbestimmung**

Experimentell ist nachweisbar, dass bei einem olfaktorischen Neglect Gerüche auf dem kontraläsionalen Nasenloch nicht wahrgenommen werden. Da Gerüche sich schnell im Raum verteilen und somit durch das andere Nasenloch verarbeitet werden, ist dies aber von geringer Alltagsrelevanz (Neumann et al. 2007).

5.1.7 Personaler Neglect

■ **Begriffsbestimmung**

Der personale Neglect oder Neglect am eigenen Körper bezieht sich auf den Körperraum (personaler Raum) sowie den Ultranahraum und den Greifraum des Patienten (◘ Abb. 5.1). Er hat somatosensible (z. B. Essensreste am Mundwinkel werden nicht wahrgenommen), motorische (z. B. der betroffene Arm hängt verletzungsgefährdet neben den Rollstuhlspeichen) oder auch repräsentationale (z. B. Lagewahrnehmung des eigenen Körpers zum Raum ist gestört) Komponenten. Das räumlich-zeitliche Suchmuster bei der taktilen Exploration ist beeinträchtigt, d. h., Suchbewegungen der nicht betroffenen Hand im kontraläsionalen Halbraum sind reduziert, unsystematisch oder nicht vorhanden, während es im ipsiläsionalen Halbraum oft zu perseveratorischem Abtasten kommt. Im Alltag ist diese Neglectmodalität besonders bei der Körperpflege und beim Anziehen beobachtbar (Neumann et al. 2007; Glocker 2009).

■ **Befunderhebung**

Beobachtung bei der täglichen Hygiene und beim Anziehen Hinweis auf Neglect, wenn diese Tätigkeiten auf der betroffenen Seite nicht oder nur unvollständig ausgeführt werden.

Standardisierte Testungen Zur Befunderhebung wurden in der Literatur einige normierte Testungen vorgeschlagen, die sich im klinischen Setting nicht etablierten. Dazu gehören der Westentest (Glocker et al. 2006, der Flusen-Test (Cocchini et al. 2001) und der Comb and Razor Test (Robertson et al. 1998). Für die Frühphase ist der Test nach Bisiach et al. (1986), modifiziert von Neumann et al. (2007), sicher hilfreich. Bei dem Test sitzt der Patient mit seitlich gelagertem Arm am Tisch und wird mit einem deutlichen taktilen Cue aufgefordert, mit dem nicht betroffenen Arm den anderen Arm zu berühren. Erst mit offenen, dann mit geschlossenen Augen. Die Ausführung der Leistung wird mit Punkten bewertet.

5.1.8 Restphänomen Neglect

■ **Befunderhebung**

Durchführung einer komplexen Alltagstätigkeit Je komplexer die Tätigkeit, desto schwieriger ist sie für den Patienten. Reststörungen zeigen sich häufig erst in komplexen Situationen (► Abschn. 2.3), beispielsweise: ein komplexes Gericht kochen, Einkaufen im Supermarkt, Nutzen öffentlicher Verkehrsmittel. Deshalb ist es unumgänglich, am Ende der Therapie bzw. zur Abklärung von Restphänomenen Patienten auch im außerhäuslichen komplexen Alltagssetting zu beobachten. Auf Arbeitsblatt 2.1 wird die Tätigkeit wie im ► Abschn. 2.2 beschrieben

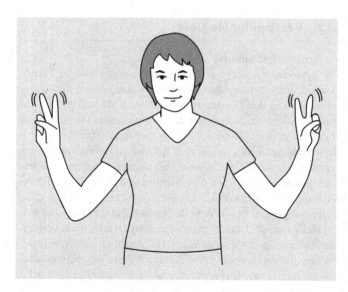

Abb. 5.3   Untersuchung der visuellen Extinktion

dokumentiert. So kann die Tätigkeit bei Bedarf zusätzlich bezüglich der Performance ausgewertet werden.

Lokalisation Neglect

Schädigungen der rechten Hemisphäre führen bei weitem häufiger einen schwerwiegenden und anhaltenden Neglect herbei als linkshemisphärische Läsionen. Typischerweise verursachen innerhalb der rechten Hirnhälfte Läsionen im oberen Temporallappen (Gyris temporalis superior) einschließlich der Inselregion einen Neglect. Auch Läsionen im temporoparietalen Übergangsbereich sowie subkortikale Läsionen (meist Putamen, Nucleus caudatus und Pulvinarkern des Thalamus) sind eine kritische Region für den multimodalen Neglect (Karnath 2008; Glocker 2009). Seltenere Ursachen sind Blutungen und Infarkte im Bereich des dorsolateralen frontalen Kortex (Kerkhoff 2004).

5.2   Extinktion

▪ Befunderhebung für alle Modalitäten
Für alle Modalitäten wird die doppelseitige simultane Stimulation (DSS) durchgeführt. Dabei werden die Reize **unsystematisch** abwechselnd einseitig und beidseits dargeboten. Bei einigen Patienten tritt die Extinktion erst nach mehrmaliger Stimulation auf.
– Hinweis auf Extinktion, wenn es bei DSS zur Löschung des Reizes auf der kontraläsionalen Seite kommt, der Patient den Reiz aber bei einseitiger Stimulation in etwa 90% der

Fälle korrekt wahrnimmt. Für eine sichere Beurteilung sollten ca. 20 Reize gegeben werden.

Visuelle Extinktion Die Therapeutin sitzt dem Patienten gegenüber und hält ihre beiden Hände neben ihre Schultern (**Abb. 5.3**). Der Patient wird aufgefordert, darauf zu achten, auf welcher Seite die Therapeutin Zeige- und Mittelfinger winkend bewegt.

Akustische Extinktion Darbietung von Geräuschen (z. B. Schlüssel klappern, rascheln, Fingerschnipsen) am rechten und linken Ohr (abwechselnd einseitig oder beidseitig). Der Patient soll zeigen, an welchem Ohr er etwas gehört hat. Die Therapeutin steht hinter dem Patienten, damit dieser die Reize nicht sehen kann.

Taktile Extinktion Die folgende Aufgabe wird zunächst zur Sicherung des Instruktionsverständnisses mit offenen Augen durchgeführt. Die Therapeutin berührt den rechten und linken Handrücken (abwechselnd oder gleichzeitig) des Patienten mit dem Zeigefinger. Der Patient soll zu erkennen geben, an welcher Hand er eine Berührung gespürt hat. Wenn der Patient die Aufgabe verstanden hat, wird er gebeten, die Augen zu schließen, und der eigentliche Test wird wie beschrieben durchgeführt.

Crossmodale Extinktion Darbietung zweier Reize aus verschiedenen Modalitäten, z. B. Geräusch und Berührung oder visueller Reiz und Geräusch etc.

Lokalisation Extinktion

Sensorische Extinktion wird oft durch subkortikale Schädigungen der Basalganglien oder des Thalamus verursacht. **Visuelle und taktile Extinktion** tritt auch nach kleinen parietalen und frontalen Läsionen sowie nach Basalganglien- und Thalamusläsionen auf. **Akustische Extinktion** zeigt sich auch selektiv nach Schädigungen der Hörstrahlung (Kerkhoff 2004).

Patient:	Geb.-Dat.:	Therapeutin:	Datum:

Arbeitsblatt 5.1 Protokollblatt für den Tischtest

Quadrant 1 oben links (aus Sicht des Patienten)		**Quadrant 2 oben rechts** (aus Sicht des Patienten)	
Gegenstand	Zeit	Gegenstand	Zeit
Gesamtsuchzeit Quadrant 1	Σ	Gesamtsuchzeit Quadrant 2	Σ
Quadrant 3 unten links (aus Sicht des Patienten)		**Quadrant 4 unten rechts** (aus Sicht des Patienten)	
Gegenstand	Zeit	Gegenstand	Zeit
Gesamtsuchzeit Quadrant 3	Σ	Gesamtsuchzeit Quadrant 4	Σ

Verhaltensbeobachtung. Beginn der Suche: Wohin wendet der Patient nach der Erfassung des zu suchenden Objektes spontan seinen Blick (Augen- und Kopfbewegungen). Zum Beispiel sucht er immer zur ipsiläsionalen Seite (typisch für Neglect)? Überschreiten die Augen bei der Suche die Mittellinie? Sucht er auch im kontraläsionalen Raum? Ist eine Regelmäßigkeit bzw. Systematik bei den Augensuchbewegungen beobachtbar? Wie ist seine Kopfhaltung während der Durchführung?

Arbeitsblatt 5.1: Protokollblatt für den Tischtest

| Patient: | Geb.-Dat.: | Therapeutin: | Datum: |

Arbeitsblatt 5.2 Linie halbieren

Arbeitsblatt 5.2: Linie halbieren

Fortsetzung

| Patient: | Geb.-Dat.: | Therapeutin: | Datum: |

Arbeitsblatt 5.3 Durchstreichtest geordnet

Arbeitsblatt 5.3: Durchstreichtest geordnet

9	8	5	4	5	6	4	6
5	9	7	2	2	1	0	8
2	3	2	6	0	2	2	7
1	3	4	3	9	4	7	1
9	4	1	8	2	8	2	5
8	2	3	4	4	1	5	9
6	9	8	9	3	5	3	2
1	6	9	1	0	1	0	3
0	8	2	2	3	3	2	9
3	2	1	4	9	8	6	2
5	9	6	0	3	5	4	7
9	3	9	8	7	1	3	4
7	8	6	1	8	3	9	3
2	1	2	2	5	0	1	5

Fortsetzung

Patient:	Geb.-Dat.:	Therapeutin:	Datum:

Arbeitsblatt 5.4 Durchstreichtest ungeordnet

Arbeitsblatt 5.4: Durchstreichtest ungeordnet

Fortsetzung

Literatur

Bisiach E, Vallar G, Perani D, Papagno C, Berti A (1986) Unawareness of disease following lesions of the right hemisphere: anosognosia for hemiplegia and anosognosia for hemianoptia. Neuropsychologia 24(4): 471–482

Cocchini G, Beschin N, Jehkonen M (2001) The Fluff test: a simple task to assess body representation neglect. Neuropsychological Rehabil 11(1): 17–31

Ferber S, Karnath HO (2001) How to assess spatial neglect – line bisection or cancellation tasks? Journal of Clinical and Experimental Neuropsychology 23: 599–607

Glocker D (2009) Neglect des eigenen Körpers – Klinisches Erscheinungsbild, Assessment und erste Therapieansätze. Neurol Rehabil 1: 58

Glocker D, Bittl P, Kerkhoff G (2006) The Vest test: construction and psychometric validation of a novel test for measurement of body representational neglect. In: Kerkhoff G, Rossetti Y (eds) Restorative Neurol Neurosci 24: 203–317

Glocker D et al. (2008) Neglect des eigenen Körpers – Grundlagen, Assessment und Behandlung. In: Ergother Rehabil 6: 10–15

Karnath HO (2008) Neglect. In: Gauggel S, Herrmann M (Hrsg) Handbuch der Psychologie, B and 8/Handbuch der Neuro- und Biopsychologie. Hogrefe, Göttingen, S 547–556

Karnath HO (2014) Neglect. In: Karnath HO, Goldenberg G, Ziegler (Hrsg) Klinische Neuropsychologie – kognitive Neurologie. Thieme, Stuttgart, S 198–212

Kolster F et al. (2009) Neglekt. In: Habermann C, Kolster F (Hrsg) Ergotherapie im Arbeitsfeld Neurologie, 2. Aufl. Thieme, Stuttgart

Kolster F (2011) Behandlung und Begleitung von Patienten mit Neglect in der handlungsorientierten Diagnostik und Therapie. neuroreha 2 (Schwerpunktheft Neglect und Pusher-Symptomatik): 81–87

Kerkhoff G (1995) Tischtest. In: Von Cramon D (Hrsg) Neuropsychologische Diagnostik. Chapman & Hall, Weinheim

Kerkhoff G (2004) Neglect und assoziierte Störungen. Hogrefe, Göttingen

Neumann G, Neu J, Kerkhoff G (2007) Beobachtungsbogen für räumliche Störungen (BRS). Hogrefe, Göttingen

Robertson IH, Hogg K, McMillan TM (1998) Rehabilitation of unilateral neglect: improving function by contralesional limb activation. Neuropsychological Rehabil 8(1): 19–29

Räumliche Leistungen

Renate Götze

R. Götze, *Neuropsychologisches Befundsystem für die Ergotherapie*,
DOI 10.1007/978-3-662-47813-4_6, © Springer-Verlag Berlin Heidelberg 2015

■ **Allgemeine Begriffsbestimmung**

Unter räumlichen Leistungen werden unterschiedlich komplexe Fähigkeiten der Wahrnehmung und Orientierung im Raum zusammengefasst. Am häufigsten wird in die folgenden vier Kategorien unterteilt: räumlich-perzeptiv, räumlich-kognitiv, räumlich-konstruktiv und räumlich-topographisch (Kerkhoff u. Kolster 2009).

Komplexe Alltagsanforderungen, wie beispielsweise das Anziehen, benötigen jeweils eine Kombination räumlicher Leistungen. Räumlich-perzeptive Leistungen ermöglichen, Informationen über »Raum« zu gewinnen (Unterscheidung von Ärmel und Bauchteil des Pullovers durch Einschätzung der Länge und Breite). Räumlich-kognitive Leistungen sind notwendig, um eine mentale Vorstellung zu kreieren, wie ein Pullover in Relation zum eigenen Körper liegen muss, damit man ihn richtig herum anziehen kann, und den Plan zu erstellen, wie der Pullover also jetzt gedreht werden müsste. Räumlich-konstruktive Leistungen sind beim handelnden Vorgehen gefragt (z. B. welcher Arm wird wie in welche Öffnung des Pullovers eingeführt, welches Bein wie in welche Öffnung der Hose). Das Beispiel zeigt, dass in diesem Kapitel die Zuordnung typischer Schwierigkeiten im Alltag zu den einzelnen räumlichen Teilleistungen nicht dogmatisch gesehen werden kann. Vielmehr geschieht sie unter dem Aspekt, was **häufig** dem Alltagsproblem zugrunde liegt, mit dem Wissen, dass die Ursache auch in einem oder mehreren anderen Bereich(en) liegen kann.

Die räumlich-perzeptiven Leistungen sind häufig die Grundlage anderer räumlicher Leistungen und entsprechende Defizite wirken sich daher auf die Performance in diesen aus. Die höheren räumlichen Leistungen könnte man als Integrationsleistungen ansehen, bei denen Leistungen aus verschiedenen Bereichen (z. B. räumlich-visuelle und verschiedene kognitive Leistungen wie Exekutiv- oder Gedächtnisleistungen oder auch vestibuläre Leistungen, wie z.B. die Wahrnehmung der subjektiven Vertikalen) miteinander verknüpft werden.

■ **Generelle Hinweise zur Befunderhebung**

Einschätzung zur Awareness   Auf Arbeitsblatt 2.1 wird die Awareness des Patienten eingeschätzt, wenn Auffälligkeiten im Bereich räumliche Leistungen festgestellt wurden (▶ Abschn. 2.2).

6.1   Räumlich-perzeptive Leistungen

■ **Begriffsbestimmung**

Räumlich-perzeptive Leistungen sind elementare Leistungen der Raumwahrnehmung, beispielsweise hinsichtlich der Position eines Objektes, seiner Entfernung, seines Neigungsgrades, seiner Größe, seines Abstandes zur eigenen Person oder zu anderen Objekten (Kerkhoff u. Kolster 2009). Im Weiteren wird der Begriff »räumlich-perzeptiv« synonym zu »räumlich-visuell« verwendet. Es ist davon auszugehen, dass es neben den räumlich-visuellen auch räumlich-akustische und räumlich-haptische Beeinträchtigungen gibt. Bislang haben sich aber v.a. Tests für visuell-räumliche Störungen etabliert, da diese meist einfacher durchführbar sind.

■ **Differenzialdiagnostik**

Differenzialdiagnostisch zu räumlich-perzeptiven Beeinträchtigungen sind die folgenden neuropsychologischen Störungen abzuklären: Neglect (▶ Abschn. 5.1.1) Hemianopsie (▶ Kap. 4) und Akalkulie (▶ Kap. 12).

■ **Typische Beobachtungen im Alltag**

- Der Patient hat Schwierigkeiten, die analoge Uhr abzulesen. Auch das Verständnis digitaler Uhrzeiten ist beeinträchtigt.
- Er greift beim Ansteuern von Gegenständen daneben.
- Er zeigt ein verändertes Schriftbild, hält z. B. Zeilen nicht, Buchstabengröße stimmt nicht, Abstände zwischen Wörtern variieren stark.
- Er stößt mit anderen zusammen oder stößt an, da er Abstände und Geschwindigkeiten falsch einschätzt.
- Er hat Schwierigkeiten seinen Therapiestundenplan zu lesen.

■ **Befunderhebung**

Herdplatten zuordnen   Der Patient soll am Herd die Schalter den einzelnen Herdplatten zuordnen.

Visuelle Hauptraumachse (Arbeitsblatt 5.2)   Der Patient wird gebeten, das DIN-A4-Blatt mit Linie zunächst präzise senkrecht und danach waagerecht vor sich hinzulegen.

Allgemeine Hinweise zur Benutzung der nachfolgend erwähnten Arbeitsblätter   Grundsätzlich werden die Arbeitsblätter senkrecht mittig vor dem Patienten platziert. Besteht eine Hemianopsie oder ein Neglect, dürfen die Arbeitsblätter in das erhaltene Gesichtsfeld des Patienten gelegt werden. Das Arbeitsblatt darf durch den Patienten nicht gedreht werden.

Uhren ablesen (Arbeitsblatt 6.1)   Der Patient wird gebeten, die Uhrzeit abzulesen.

Dafür muss er Größenverhältnisse erkennen (großer, kleiner Zeiger) und ist je nach Ziffernblatt mehr oder weniger im Erkennen von Winkeln gefordert.

- Hinweis auf Probleme beim Winkelschätzen, wenn das Verhältnis der Zeiger zueinander falsch interpretiert wird, z. B. zeigt die Uhr 3:15, Patient liest 3:25.
- Hinweis auf Probleme beim Einschätzen von Größenverhältnissen, wenn der große und der kleine Zeiger verwechselt werden.

Differenzialdiagnostisch muss eine Akalkulie, die zu einer Zahlenverarbeitungsstörungen führt, abgeklärt werden (► Kap. 12).

Zeigten sich Auffälligkeiten bei dieser komplexen Aufgabe, werden zusätzlich die basaleren Arbeitsblätter 6.2–6.7 durchgeführt.

Linienlängen (Arbeitsblätter 6.2–6.4) Der Patient soll im unteren Rechteck die Linie ankreuzen, welche die gleiche Länge hat wie die im oberen Rechteck.

Linienorientierung (Arbeitsblätter 6.5–6.7) Der Patient soll im unteren Rechteck die Linie ankreuzen, die im gleichen Winkel (parallel) steht wie die im oberen Rechteck.

Zahlen kopieren (Arbeitsblatt 6.8) Die Zahlen sollen in den unteren Kasten in der gleichen Anordnung wie oben übertragen werden. Der Patient soll darauf achten, den Kasten genauso räumlich aufzuteilen.

 Hinweis auf räumlich-visuelle Störung, wenn die Zahlen deutlich aus der Mitte des Kastens verschoben eingetragen werden oder die Zahlen nicht mehr richtig untereinander stehen.
 Hinweis auf räumlich-konstruktive Störung, wenn einzelne Zahlen gespiegelt geschrieben werden.

Zahlenersetzungen oder -verdreher werden hier bei der Beurteilung nicht berücksichtigt, da sie beispielsweise auch auf Gedächtnis- oder Sprachproblemen bzw. einer Akalkulie beruhen können.

Auswertung für alle Aufgaben
 Hinweis auf räumlich-perzeptive Störung, wenn der Patient mehr als eine dieser Aufgaben nicht lösen kann oder er erheblich mehr Zeit als üblich benötigt

6.2 Räumlich-kognitive Leistungen

■ **Begriffsbestimmung**
Unter räumlich-kognitiven Leistungen wird die Fähigkeit verstanden, mentale Manipulationen oder Veränderungen von einem vorgegebenen Bild oder Gegenstand nach räumlichen Gesichtspunkten zu vollziehen, z. B. mentale Rotation, Maßstabstransformation oder Spiegelung (Groh-Bordin u. Kerkhoff 2009). Im Alltag werden diese Leistungen u.a. beim Anziehen oder Rückwärtsnavigieren des Rollstuhls benötigt.

■ **Differenzialdiagnostik**
Differenzialdiagnostisch zu räumlich-kognitiven Beeinträchtigungen sind die folgenden neuropsychologischen Störungen abzuklären: Neglect (► Abschn. 5.1), exekutive Störungen (► Kap. 9), Rechts-links-Unsicherheit.

■ **Typische Beobachtungen im Alltag**
 Der Patient hat Schwierigkeiten bei Tätigkeiten vor dem Spiegel (z. B. beim Rasieren, Schminken).
 Er kann Mengen schlecht abschätzen (z. B. beim Essen oder Kochen: Wie viel Fleisch schneide ich für einen Bissen ab, wie viel Salz muss ich ins Nudelwasser geben, wie viele Nudeln benötige ich für zwei Personen?).
 Er kann sich schlecht auf Plänen (Stadt- oder Fahrpläne) orientieren.
 Er hat Schwierigkeiten, sich beim Anziehen beispielsweise den Pullover richtig vorzubereiten.
 Er hat Schwierigkeiten, seinen Rollstuhl zu rangieren, besonders beim Rückwärtsfahren.

■ **Befunderhebung**

Spiegelungsaufgabe (Arbeitsblatt 6.9) Der Patient soll die abgebildete Figur am Koordinatenkreuz in alle vier Ebenen spiegeln.

Tisch decken Der Patient soll einen Tisch für zwei Personen, die einander gegenübersitzen, mit Tellern, Besteck und Gläsern decken, ohne dass er um den Tisch herumgeht (◘ Abb. 6.1). Hinweis auf räumlich kognitive Störung, wenn er z. B. die gegenüberliegende Seite gespiegelt deckt (◘ Abb. 6.2).

Wegstrecke auf Stadtplanausschnitt beschreiben, in zwei Schwierigkeitsgraden (Arbeitsblatt 6.10) Der Patient bekommt den Stadtplan vorgelegt und erhält folgende Instruktion:
 Leichte Variante: »Bitte stellen Sie sich vor, dass Sie am Bahnhof ankommen und von dort aus in das Restaurant gehen wollen. Bitte beschreiben Sie, wie Sie gehen würden, ohne den Finger zur Hilfe zu nehmen oder den Plan zu drehen.«
 Schwere Variante (für Patienten, deren Alltag oder Beruf höhere Anforderungen an räumlich-kognitive Anforderungen stellt): »Bitte stellen Sie sich vor, Sie kommen am Bahnhof an und wollen zur Bank gehen, um Geld zu holen. Von der Bank aus gehen Sie direkt in Ihr Hotel. Bitte beschreiben Sie, wie Sie gehen würden, ohne den Finger zur Hilfe zu nehmen oder den Plan zu drehen.«

Die Therapeutin zeichnet verdeckt auf einer Kopie des Plans den vom Patienten angegebenen Wegverlauf mit.
 Hinweis auf räumlich-kognitive Störung, wenn der Patient Schwierigkeiten hat, den Weg korrekt anzugeben, die mentalen Perspektivenwechsel nicht oder nur eingeschränkt vollziehen kann. Der Patient muss dabei nicht unbedingt

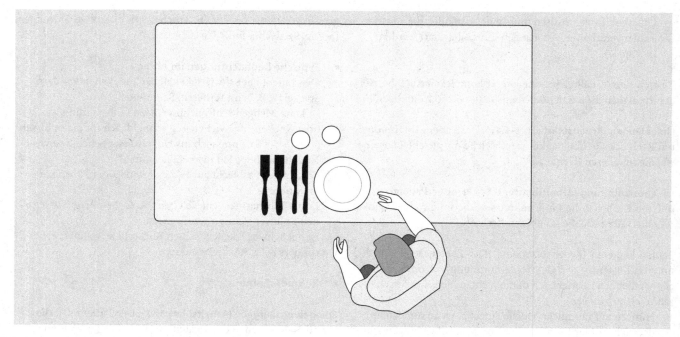

◘ Abb. 6.1 Vorbereitung der Aufgabe »Tisch decken«

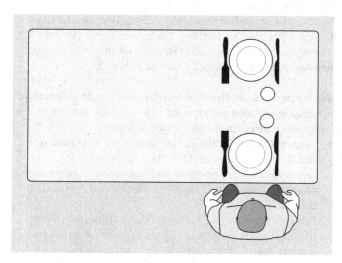

◘ Abb. 6.2 Beispiel eines fehlerhaften Ergebnisses bei der Aufgabe »Tisch decken«

den direktesten Weg beschreiben, der Weg sollte jedoch noch sinnvoll sein. Gegebenenfalls dem Patienten den von der Therapeutin mitgezeichneten Weg vorlegen und ihn beurteilen lassen, ob er seinen beschriebenen Weg als sinnvoll empfindet.

6.3   Räumlich-konstruktive Leistungen

▪ Begriffsbestimmung

Unter räumlich-konstruktiven (visuokonstruktiven) Leistungen versteht man die Fähigkeit, räumliche Verhältnisse manuell zu reproduzieren. Die einfachste visuokonstruktive Aufgabe ist dabei das Abzeichnen perspektivisch dargestellter Objekte (s. auch Goldenberg 2007). Die Bandbreite, wie sich räumlich-konstruktive Störungen zeigen können, ist groß. Räumlich-perzeptive und räumlich-kognitive Störungen wirken sich auf die räumlich-konstruktive Performance aus. Zusätzlich ist dieses Störungsbild häufig von exekutiven und Arbeitsgedächtniseinbußen oder Neglect begleitet, die das Defizit verschlimmern können (Kerkhoff 2006).

▪ Differenzialdiagnostik

Differenzialdiagnostisch zu räumlich-konstruktiven Beeinträchtigungen sind die folgenden neuropsychologischen Störungen abzuklären: Apraxie (▶ Abschn. 10.2) und Neglect (▶ Abschn. 5.1)

▪ Typische Beobachtungen im Alltag

- Der Patient hat Schwierigkeiten, Kleidungsstücke richtig zusammenzulegen.
- Er hat Schwierigkeiten, sein Bett zu machen.
- Er hat Schwierigkeiten, einen Stecker in die Steckdose zu stecken.

- Er hat Schwierigkeiten, seinen Schrank ordentlich ein- oder aufzuräumen.
- Er hat Probleme beim Rangieren mit dem Rollstuhl.
- Er platziert sich ungünstig zur Arbeitsfläche bzw. sitzt schief oder schräg am Tisch.
- Er hat Probleme, sich den Arbeitsplatz für ein ökonomisches Arbeiten sinnvoll einzurichten, z. B. liegt das Brett viel zu weit weg, und die Abfallschüssel steht absturzgefährdet an der Tischkante.
- Er hat Probleme, das Messer beim Schneiden im richtigen Winkel anzusetzen.
- Er hat Probleme, sich die Schnürsenkel zu binden.
- Er hat Probleme, ein Dessert gleichmäßig in vier Schälchen aufzuteilen.
- Er hat Probleme, einen Kuchen oder ein Brot gleichmäßig aufzuteilen.
- Er schreibt Buchstaben oder Zahlen zum Teil spiegelverkehrt, z. B. b statt d.

■ **Befunderhebung**

Brief kuvertieren (Arbeitsblatt 6.11) Der Patient soll den Brief falten und in einen Briefumschlag mit Sichtfenster stecken.
- Hinweis auf räumlich-konstruktive Störung, wenn der Brief schief oder schlecht aufgeteilt gefaltet wird.

Hemd knöpfen und zusammenlegen Der Patient soll ein Hemd zuknöpfen und zusammenlegen.
- Hinweis auf räumlich-konstruktive Störung, wenn das Hemd schief geknöpft wird und der Patient dies nicht bemerkt oder nicht korrigieren kann und/oder das Hemd sehr schief zusammengelegt wird.

Würfel kopieren (Arbeitsblatt 6.12) Der Patient soll den Würfel in gleicher Größe und Perspektive kopieren, ohne ein Lineal zu benutzen (Radieren ist erlaubt).
- Hinweis auf räumlich-konstruktive Störung, wenn die Winkelproduktion und somit die Perspektive nicht korrekt wiedergegeben wurde oder das Größenverhältnis zur Vorlage deutlich differiert. Hinweis auch, wenn bei perspektivischer Zeichnung die Tiefendimension fehlt (z. B. Haus erscheint flach).

Figur nachbauen (Arbeitsblatt 6.13) Der Patient soll die abgebildete Figur mit Holzwürfeln nachbauen.
- Hinweis auf räumlich-konstruktive Störung, wenn der Patient nicht oder nur über ein Versuch-Irrtum-Vorgehen zum Ziel kommt.

6.4 Räumlich-topographische Störungen

■ **Begriffsbestimmung**
Als räumlich-topographische Störung werden Orientierungsprobleme beim Sich-Bewegen im realen oder vorgestellten dreidimensionalen Raum bezeichnet. Im Gegensatz zu den anderen, bereits dargestellten Kategorien räumlicher Leistungen handelt es sich bei räumlich-topographischen Leistungen um Navigationsfähigkeiten in einem größeren räumlichen Rahmen (»large space« >2 m Distanz) (Kerkhoff 2006), für die auch Regionen der ventralen visuellen Route (Hippocampus, Parahippocampus) bedeutsam sind. Sie können von allen anderen räumlichen Leistungen dissoziieren (Groh-Bordin u. Kerkhoff 2009).

■ **Differenzialdiagnostik**
Differenzialdiagnostisch zu räumlich-topographischen Störungen sind die folgenden neuropsychologischen Beeinträchtigungen abzuklären: Neglect (▶ Abschn. 5.1.1, ▶ Abschn. 5.1.5), Gedächtnis (▶ Abschn. 8.3), Exekutivfunktionen.
   Die Verhaltensbeobachtung und die Reflexion mit dem Patienten geben Aufschluss darüber, ob seinen Problemen beim Wegelernen ein Neglect, ein Gedächtnis- oder räumliches Problem zugrunde liegt.

■ **Typische Beobachtungen im Alltag**
- Der Patient hat Probleme beim Erlernen neuer Wege, z. B. von der Station zur Therapie.
- Er berichtet von einem Vertrautheitsverlust auf ehemals bekannten Wegen oder Umgebungen (Häuser sehen alle ähnlich aus).
- Seine Probleme verstärken sich bei ungünstigen Bedingungen, z. B. bei Dämmerung oder in großen Gebäuden oder beim Wechsel der Perspektive (wenn aus anderer Richtung kommend).
- Patienten mit frontalen Läsionen perseverieren häufig bei gleichen Landmarken.
- Patienten mit posterioren Läsionen vergessen die relevanten Landmarken beim Wegelernen.

■ **Befunderhebung**

Überprüfen des Wegelernens (Arbeitsblatt 6.14) Der Patient wird z. B. auf der Station in seinem Zimmer abgeholt und zum Therapieraum in einem anderen Stockwerk begleitet. Er wird gebeten, sich den Weg gut einzuprägen.
   Über die detaillierte Anamnese räumlicher Alltagsprobleme hinaus (beispielsweise durch den Fragebogen räumlicher Störungen: Kerkhoff 2004) und die praktische Überprüfung des Wegelernens gibt es kaum klinisch praktikable Verfahren.

Dorsale Route

Position

Orientierung

Raumachsen

Distanz

Länge

Primärer visueller Kortex V1

occipital

frontaler Cortex

dorsolateral frontal

Raum - Arbeitsgedächtnis

Objekt - Arbeitsgedächtnis

ventrolateral frontal

Formen

temporal

Farben

Objekte

Raum - Topographie

Gesichter

Ventrale Route - Objektwahrnehmung

⬛ Abb. 6.3   Dorsale und Ventrale Visuelle Verarbeitungsrouten

Lokalisation

Es werden zwei wichtige visuelle Verbindungsrouten beschrieben, die dorsale und die ventrale visuelle Route (⬛ Abb. 6.3). Die dorsale Route verläuft von der Area 17 zu den Arealen des oberen Temporallappens und des Pariatallappens und von dort in Regionen des oberen Frontallappens. Die ventrale Route führt von Area 17 in Areale des unteren Temporallappens (Groh-Bordin u. Kerkhoff 2009).

Für die Analyse **räumlich-visueller Informationen** spielt die dorsale visuelle Route eine entscheidende Rolle. Dementsprechend führen Schädigungen entlang dieser dorsalen visuellen Route zu spezifischen Beeinträchtigungen in räumlich-visuellen Leistungen.

Neben der besonderen Bedeutung der dorsalen visuellen Route gibt es auch Hinweise auf eine Hemisphärenasymmetrie. So verursachen rechtshemisphärische Läsionen häufiger und schwerwiegendere räumlich-perzeptive Störungen als linkshemisphärische Läsionen. Die visuellen Hauptraumachsen sind häufig nach rechts-parietalen, Thalamus-, Hirnstamm-, seltener nach linkshemisphärischen Läsionen beeinträchtigt und korrelieren häufig mit einer Pusher-Symptomatik. Die visuelle Orientierungsschätzung (synonym: Winkelschätzung, Linienorientierung) bereitet oft nach rechts temporoparietalen, links frontalen oder rechtsseitigen Stammganglienläsionen Probleme. Störungen des Längenschätzens finden sich häufig nach okzipito-

parietalen Läsionen und treten oft assoziiert mit Neglect auf (Kerkhoff u. Kolster 2009). Letztere beziehen sich somit auf die subjektiv wahrgenommene Ausdehnung des visuellen Raums, während sich die Störungen der Vertikalen oder der Orientierungsschätzung auf die Ausrichtung von Gegenständen oder Personen in Relation zur senkrechten und waagerechten Raumachse beziehen (Ausrichtung zur Schwerkraft).

Bei **räumlich-kognitiven Leistungen** finden sich in der funktionalen Bildgebung Aktivitäten in frontoparietalen und parietookzipitalen Hirnregionen beider Hemisphären (Kerkhoff 2006). Klinisch zeigen sich solche Defizite nach parietalen Läsionen links oder rechts oder beidseitig.

Störungen der **räumlich-konstruktiven Leistungen** treten gleichermaßen nach rechts- wie linkshemisphärischen Läsionen parietal und frontal (Mediainfarkte) sowie gelegentlich nach Stammganglienschädigungen auf (ebd.).

Räumlich-topographische Leistungen werden der visuell-ventralen Route zugeordnet, die auf visuelle Merkmalsanalyse (Form, Farbe, Objekte, Gesichter, Raumtopographie) spezialisiert ist. Typischerweise treten räumlich-topographische Störungen nach (para-)hippocampalen Läsionen rechts oder links sowie als sekundäres Defizit nach parietalen Läsionen auf (ebd.).

Patient:	Geb.-Dat.:	Therapeutin:	Datum:

Arbeitsblatt 6.1   Analoguhr ablesen

Arbeitsblatt 6.1: Analoguhr ablesen

Patient:	Geb.-Dat.:	Therapeutin:	Datum:

Arbeitsblatt 6.2   Linienlängen 1

Arbeitsblatt 6.2: Linienlängen 1

Patient:	Geb.-Dat.:	Therapeutin:	Datum:

Arbeitsblatt 6.3   Linienlängen 2

Arbeitsblatt 6.3: Linienlängen 2

Patient:		Geb.-Dat.:	Therapeutin:	Datum:

Arbeitsblatt 6.4   Linienlängen 3

Arbeitsblatt 6.4: Linienlängen 3

Patient:	Geb.-Dat.:	Therapeutin:	Datum:

Arbeitsblatt 6.5   Linienorientierung 1

Arbeitsblatt 6.5: Linienorientierung 1

Patient:	Geb.-Dat.:	Therapeutin:	Datum:

Arbeitsblatt 6.6   Linienorientierung 2

Arbeitsblatt 6.6: Linienorientierung 2

Patient:	Geb.-Dat.:	Therapeutin:	Datum:

Arbeitsblatt 6.7 Linienorientierung 3

Arbeitsblatt 6.7: Linienorientierung 3

Patient:	Geb.-Dat.:	Therapeutin:	Datum:

Arbeitsblatt 6.8 Zahlen kopieren

489224

72

30188

9

2548

109377

Arbeitsblatt 6.8: Zahlen kopieren

| Patient: | Geb.-Dat.: | Therapeutin: | Datum: |

Arbeitsblatt 6.9   Spiegelaufgabe

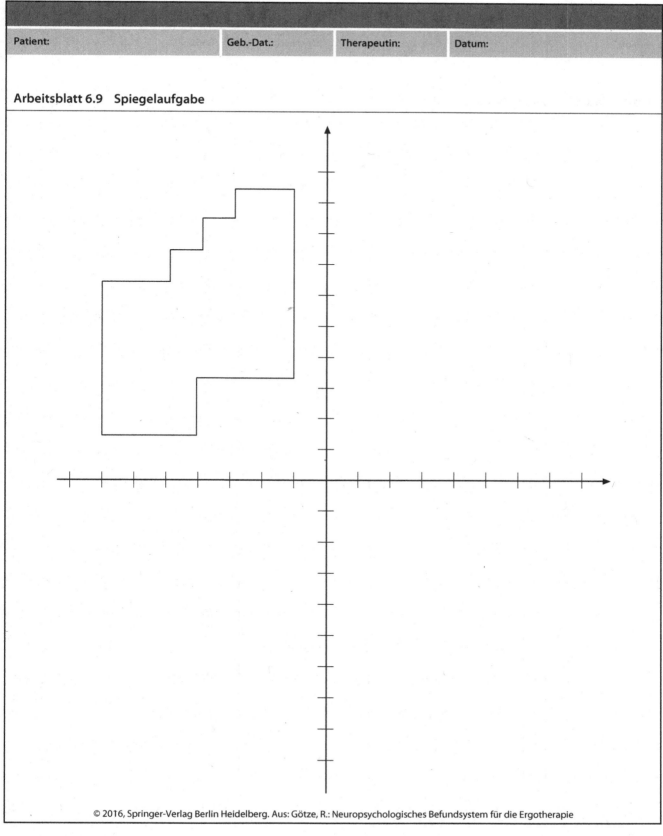

Arbeitsblatt 6.9: Spiegelaufgabe

| Patient: | Geb.-Dat.: | Therapeutin: | Datum: |

Arbeitsblatt 6.10   Stadtplanausschnitt

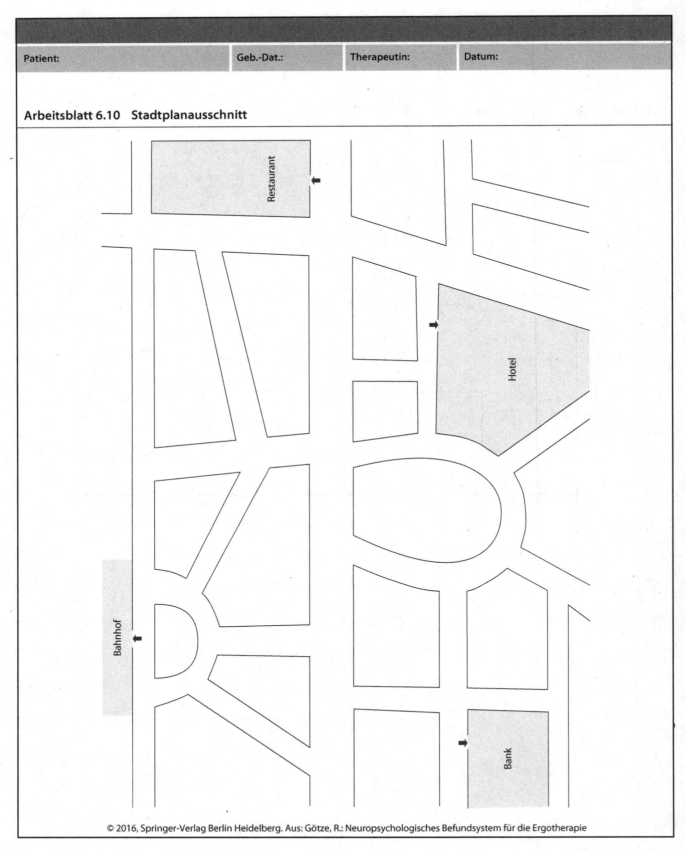

Arbeitsblatt 6.10: Stadtplanausschnitt

Patient:	Geb.-Dat.:	Therapeutin:	Datum:

Arbeitsblatt 6.11   Brief kuvertieren

An
Praxis für Ergotherapie
Bobathstraße 40
11990 Perfettihausen

Arbeitsblatt 6.11: Brief kuvertieren

Patient:	Geb.-Dat.:	Therapeutin:	Datum:

Arbeitsblatt 6.12   Würfel kopieren

Arbeitsblatt 6.12: Würfel kopieren

Patient:	Geb.-Dat.:	Therapeutin:	Datum:

Arbeitsblatt 6.13   Figuren nachbauen

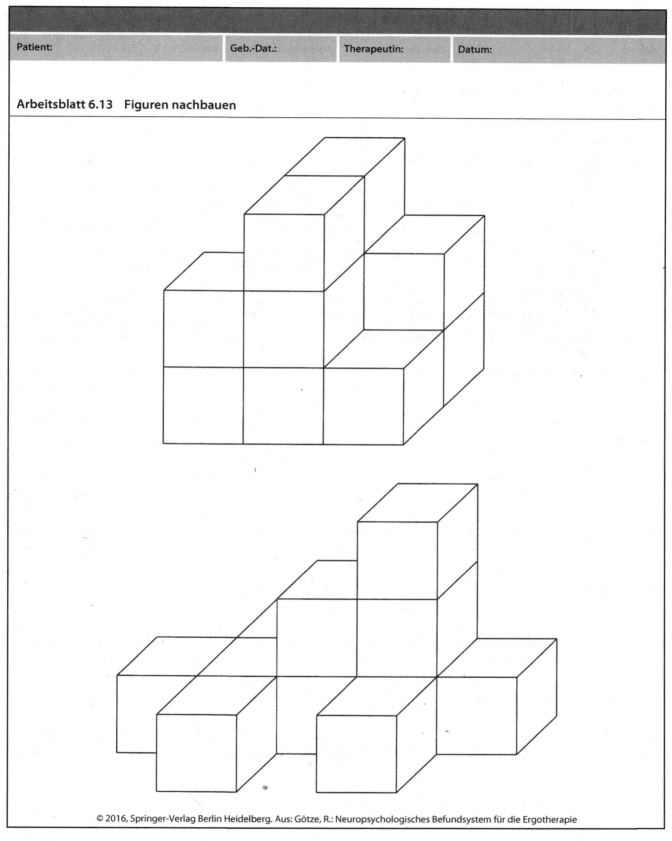

Arbeitsblatt 6.13: Figuren nachbauen

6

| Patient: | Geb.-Dat.: | Therapeutin: | Datum: |

Arbeitsblatt 6.14   Überprüfen des Wegelernens
Ausgewählte Strecke

Therapeutisches Vorgehen:

Die Therapeutin geht neben dem Patienten und beobachtet nun einerseits sein Verhalten und gibt ihm andererseits von sich aus Orientierungshilfen:

- Beachtet der Patient den gesamten Raum, systematisch (beide Seiten, da manchmal Gesichtsfeldausfälle oder Neglect vorliegen?).
- Orientiert er sich anhand von Schildern oder markanten Punkten? Kann er sich diese merken?
- Therapeutin fragt gezielt nach, z. B.: Haben Sie das Schild gesehen, was steht drauf, wohin müssen wir dann weitergehen?
- Therapeutin macht auf markante Punkte aufmerksam, z. B. dieses Wandmosaik gibt es nur einmal in unserem Haus, wenn Sie es sehen, wissen Sie, dass Sie auf dem richtigen Weg zu unseren Therapieräumen sind.
- Auf dem Rückweg beobachtet die Therapeutin genau, woran sich der Patient diesmal orientiert. Findet er Schilder und »Landmarken« wieder. Wie geht er vor? Hinweis auf Gedächtnisstörung, wenn er Landmarke nicht wiedererkennt. Hinweis auf Neglect, wenn er nur/bevorzugt eine Raumhälfte absucht.
- Gewinnt er bei der Wiederholung des Weges am nächsten Tag an Sicherheit?
- Wenn der Patient glaubt, den Weg zu kennen, wird er gebeten voranzugehen. Die Therapeutin folgt ihm als »Schatten« und beobachtet bei Fehlern zunächst, ob der Patient diese selbst bemerkt bzw. korrigieren kann. Erst dann greift sie bei Bedarf ein.
- Hinweis auf räumlich-topographische Störung, wenn der Patient von dem oben beschriebenen Vorgehen nicht bzw. wenig profitiert und einen eher einfachen Weg nach 2–3 Wiederholungen nicht selbstständig bewältigt (z. B. 4-mal abbiegen und 1-mal Aufzug fahren).

Hinweise auf räumlich-topographische Probleme:

Hinweise auf Neglect oder Hemianopsie

Hinweise auf Gedächtnisproblem:

Sonstige Hinweise (z.B. Perseverationen)

Arbeitsblatt 6.14: Überprüfen des Wegelernens

Literatur

Goldenberg G (2007) Neuropsychologie. Urban und Fischer, München Jena

Groh-Bordin C, Kerkhoff G (2009) Störungen der visuellen Raumwahrnehmung und Raumkognition. In: Sturm W, Hermann M, Münte T (Hrsg) Lehrbuch der Klinischen Neuropsychologie. Spektrum Akademischer Verlag, Heidelberg, S 500–512

Kerkhoff G (2004) Neglect und assoziierte Störungen. Hogrefe, Göttingen

Kerkhoff G (2006) Visuelle und akustische Störungen der Raumorientierung. In: Karnath HO, Hartje W, Ziegler W (Hrsg) Kognitive Neurologie. Thieme, Stuttgart, S 126–140

Kerkhoff G, Kolster F (2009) Störungen der visuellen Raumwahrnehmung und Raumkognition. In: Habermann C, Kolster F (Hrsg) Ergotherapie im Arbeitsfeld Neurologie. Thieme, Stuttgart, S 553–571

Aufmerksamkeit

Renate Götze

R. Götze, *Neuropsychologisches Befundsystem für die Ergotherapie*,
DOI 10.1007/978-3-662-47813-4_7, © Springer-Verlag Berlin Heidelberg 2015

Schädigungen des ZNS führen in vielen Fällen zu Beeinträchtigungen der Aufmerksamkeitsleistungen. Je nach Schweregrad der Schädigung, Untersuchungszeitpunkt und der Lokalisation der Schädigung sind zwischen 30% und 75% der Patienten betroffen (Niemann u. Gauggel 2014). Eine beschränkte Aufmerksamkeitsleistung erschwert das Lernen und die Kompensationsmöglichkeiten von Defiziten erheblich, wenn Therapie und Alltag nicht auf sie abgestimmt werden. Somit hat die Berücksichtigung der Aufmerksamkeitsstörungen einen erheblichen Einfluss auf den Therapieerfolg und die erreichbare Lebensqualität des Betroffenen (Sturm 2008).

Daher ist es unseres Erachtens unumgänglich, sich in jedem Fall ein genaues Bild der Aufmerksamkeitsleistungen des Patienten zu verschaffen und sie bei der Interpretation von anderen Befunden zu berücksichtigen.

▪ Begriffsbestimmung

Aufmerksamkeit ist nicht als eine einheitliche Funktion zu sehen. Es lassen sich die folgenden Aspekte unterscheiden (Sturm 2008):

Alertness Aufmerksamkeitsaktivierung. Sie wird in drei Arten unterteilt:

- Tonisches Arousal/Alertness: charakteristische Variabilität im Tagesablauf. Bsp: Leistungszwischentief am frühen Nachmittag (nach dem Mittagessen).
- Phasisches Arousal/Alertness: Fähigkeit, das Aufmerksamkeitsniveau nach einem Warnreiz kurzfristig zu steigern. Bsp.: Autofahrer hört ein Martinshorn und bündelt seine Aufmerksamkeit, um dieses genauer zu orten und entsprechend angepasst darauf zu reagieren.
- Intrinsische Alertness: kognitiv selbstgenerierte Aufmerksamkeitssteigerung. Bsp.: Dem Ehemann fällt beim Kaffee trinken ein, dass seine Frau ihm in der Früh einen Einkaufszettel geschrieben hat und er hält nun danach Ausschau.

Selektive Aufmerksamkeit (auch: Fokussierte Aufmerksamkeit, Orientierung) Die Aufmerksamkeit wird bei einer Aufgabe auf bestimmte Reize gerichtet. Dabei werden gleichzeitiger unwichtige/ nicht zur Aufgabe gehörende Reize unterdrückt. Diese Fähigkeit ist essentiell für ein effizientes, störungsfreies Handeln, da ständig über alle Sinne eine große Menge an Reizen auf uns einströmt und es notwendig ist, die kleine relevante Teilmenge herauszufiltern (Müller u. Krummenacher 2006). Bsp.: im Großraumbüro die Arbeit am eigenen PC erledigen und das Gespräch am Nachbarschreibtisch und das strahlend schöne Wetter draußen ignorieren.

Geteilte Aufmerksamkeit (auch: Verteilte Aufmerksamkeit, Teilung der Aufmerksamkeit, divided attention) Die Aufmerksamkeit wird auf zwei oder mehr Reize gerichtet. Wieder werden dabei unwichtige Reize unterdrückt. Dabei wird diskutiert, ob die Aufmerksamkeit genau gleichzeitig bei zwei Aufgaben ist oder im sehr schnellen Wechsel (Müller et al. 2015). In Untersuchungen zeigte sich: Je ähnlicher sich zwei Situationen sind, desto störanfälliger ist deren gleichzeitige Bewältigung. Bsp.: ein Gespräch verfolgen und gleichzeitig Notizen am PC machen (beides sprachliche Anforderungen).

Daueraufmerksamkeit Diese ist auf alle Situationen bezogen, die eine längere Aufmerksamkeitszuwendung verlangen, mit hoher oder höherer Reizdichte. Bsp.: ein langes Gespräch verfolgen; einen Arbeitstag im Büro bewältigen.

Vigilanz Dies ist eine besondere Form der Daueraufmerksamkeit. Sie ist definiert als längerfristige Aufrechterhaltung des Aufmerksamkeitsniveaus unter extrem monotonen Bedingungen (zu beachtende Stimuli selten und unregelmäßig) und wird im Alltag nur selten benötigt. Der Stimulus ist also nicht dauerhaft da, sondern wird erwartet. Bsp.: Nachtfahrten mit dem Auto bei geringer Verkehrsdichte.

Kognitive Verarbeitungsgeschwindigkeit Hiermit bezeichnet man die Geschwindigkeit, mit der Reize/Aufgaben erfasst und umgesetzt werden können. Bsp.: Höchstleistung in diesem Bereich müssen Akkordarbeiter am Fließband oder Synchronübersetzer zeigen.

▪ Differenzialdiagnostik

Differenzialdiagnostisch zu Aufmerksamkeitsstörungen sind die folgenden neuropsychologischen Störungen abzuklären: Neglect (▶ Kap. 5), exekutive Störungen (▶ Kap. 9), Gedächtnis (▶ Abschn. 8.1 und ▶ Abschn. 8.2). Es muss zudem abgeklärt werden, ob eine Depression vorliegt.

▪ Generelle Hinweise zur Befunderhebung

Häufig haben Patienten kein differenziertes Bild zu ihren Aufmerksamkeitsleitungen. Daher muss auch die Awareness des Patienten abgeklärt werden.

Einschätzung zur Awareness Auf Arbeitsblatt 2.1 wird die Awareness des Patienten eingeschätzt, wenn Auffälligkeiten im Bereich der Aufmerksamkeitsleistungen festgestellt wurden (▶ Abschn. 2.2).

▪ Typische Beobachtungen im Alltag

Alertness:

- Der Patient ist im Akutzustand nur erschwert ansprechbar.
- Er hat »Aufmerksamkeitslöcher«, wirkt plötzlich wie abgeschaltet.

- Der Patient ist reduziert belastbar, z. B. hält er eine Therapiesitzung bzw. einen Therapietag nicht oder nur mit Pausen durch.
- Er zeigt deutliche Tagesschwankungen, z. B. zeigt er nachmittags grundsätzlich schwächere Leistungen als in den Morgenstunden.
- Er reagiert nicht oder verzögert auf einen warnenden Hinweis der Therapeutin, z. B. wenn die Milch auf dem Herd kurz vorm Überkochen ist.
- Obwohl der Patient für die Therapie sehr motiviert ist, kann er seine Aufmerksamkeit nicht steigern.

Selektive Aufmerksamkeit:
- Er ist ablenkbar, störungsempfindlich, z. B. wenn eine weitere Person den Raum betritt.
- Er hat Probleme, Gesprächen zu folgen.
- Er hat Schwierigkeiten, ein Arbeitsblatt konsequent zu bearbeiten.

Geteilte Aufmerksamkeit:
- Er kann sich schlecht auf mehrere Dinge gleichzeitig konzentrieren.
- Er strauchelt, wenn er während des Gehens angesprochen wird.
- Er bleibt auf dem Weg vom Zimmer zur Therapie immer stehen, wenn er der Therapeutin, die ihn begleitet, etwas sagen möchte.
- Er findet sich nicht zurecht, während er geht, sondern muss stehen bleiben, um sich zu orientieren.
- Er hat Probleme, Gesprächen zu folgen, insbesondere wenn mehrere Personen beteiligt sind.
- Er verliert das Nudelwasser aus dem Blick, wenn er nebenher abspült.

Daueraufmerksamkeit:
- Er hat Schwierigkeiten, einem längeren Gespräch zu folgen.
- Im Selbsthilfetraining nimmt die Eigeninitiative über die Zeit zunehmend ab.

Vigilanz:
- Im ruhigen Patientenzimmer »dämmert« der Patient schnell vor sich hin.

Kognitive Verarbeitungsgeschwindigkeit:
- Er braucht länger, bis er auf eine verbale Aufforderung oder Frage reagiert.
- Er scheitert bei Tests, da er die Aufgabe nicht schnell genug versteht.
- Er braucht deutlich länger als z.B. ein Mitpatient, bis er eine Aufgabenstellung in der Feinmotorikgruppe umsetzt.

▪ Befunderhebung

Für den Bereich der Aufmerksamkeit wird eine Reihe von standardisierten Tests angeboten. Diese sind in der Regel so strukturiert, dass sie keine klare Aussage bezüglich der Auswirkungen der Aufmerksamkeitsproblematik im freien Verhalten zulassen. Daher ist die genaue Verhaltensbeobachtung in Alltagshandlungen wichtig.

Analyse einer relevanten Alltagshandlung (Arbeitsblätter 2.2 und 7.1) Es wird eine komplexe Alltagssituation gewählt, anhand derer im günstigen Fall noch andere Leistungen überprüft werden, z. B. Befundaufgabe zu Gedächtnisleistungen (▶ Kap. 8) oder Exekutive Funktionen (▶ Kap. 9). Auf Arbeitsblatt 2.2 wird die Tätigkeit, wie im ▶ Abschn. 2.4 beschrieben, dokumentiert. So kann die Tätigkeit bei Bedarf zusätzlich bezüglich der Performance ausgewertet werden (Arbeitsblatt 2.3). Die Fragestellungen auf Arbeitsblatt 7.1 geben Hinweise auf Fähigkeiten bzw. Beeinträchtigungen im Bereich der Aufmerksamkeit. Zum Teil finden sich die Fragestellungen in ähnlicher Form im PRPP-System im Recall-Quadranten wieder (▶ Abschn. 2.4).

Lokalisation
Nach fast allen neurologischen Erkrankungen des ZNS sind Aufmerksamkeitsstörungen zu erwarten. Typische Ursachen sind:
- zerebrovaskuläre Erkrankungen (ausgedehnte rechtshirnige, aber auch frontal linkshirnige Schädigungen z. B. nach Schlaganfall),
- Schädel-Hirn-Trauma (z. B. diffuse axonale Schädigungen sowie HWS-Schleuder-Trauma),
- neurodegenerative Erkrankungen (z. B. vaskuläre oder Multiinfarktdemenz mit ausgedehnten diffusen Marklagerschädigungen),
- multiple Sklerose,
- Parkinsonsyndrom.

Je nachdem, ob die Schädigung eher umschrieben lokalisiert oder diffus ausgedehnt ist, können die Funktionsstörungen in diesem Bereich eher spezifisch (evtl. auch nur selektiv eine Aufmerksamkeitsfunktion betreffend) oder global (alle Aufmerksamkeitsbereiche betreffend) sein (Sturm 2008).

Patient:	Geb.-Dat.:	Therapeutin:	Datum:

Arbeitsblatt 7.1 Analyse einer relevanten Alltagshandlung

Ausgewählte alltags- bzw. berufsrelevante Situation zur Überprüfung der Aufmerksamkeitsleistungen:

Fragestellungen (die in Klammern zugeordneten Teilleistungen dienen der groben Orientierung)

1. Kann der Patient sich auf die wesentlichen Aspekte der Aufgabe konzentrieren? (selektive Aufmerksamkeit)
2. Lässt er sich von unwesentlichen Reizen ablenken? (selektive Aufmerksamkeit)
3. Kann er sich auch noch konzentrieren, wenn viel um ihn herum los ist? (selektive Aufmerksamkeit)
4. Muss er Anleitungen, Gebrauchsanweisungen etc. mehrmals lesen oder benötigt er Wiederholungen von Instruktionen? (selektive Aufmerksamkeit, kognitive Verarbeitungsgeschwindigkeit)
5. Ist er langsam in der Auffassung, beim Überlegen, beim Formulieren einer Routinehandlung oder beim Handeln, ohne dass es durch spezifische Defizite erklärbar wäre? (kognitive Verarbeitungsgeschwindigkeit)
6. Reagiert er auf klare äußere Reize wie Ansprache, Geräusche etc., wenn er auf eine Aufgabe konzentriert ist? (geteilte Aufmerksamkeit)
7. Kann er seine Aufmerksamkeit von einem Detail auf die gesamte Aufgabe, von einer Teilhandlung auf eine andere modulieren? Kann er dazwischen wechseln? (geteilte Aufmerksamkeit)
8. Macht er vermehrt Fehler, wenn er sich während der Tätigkeit zusätzlich unterhält? (geteilte Aufmerksamkeit)
9. Bleibt er über die Dauer der Aufgabe aufmerksam? (Daueraufmerksamkeit)
10. Bleibt er aufmerksam bei der Aufgabe, auch wenn diese über eine längere Zeit monoton ist? (Vigilanz)
11. Reagiert er auf Warnreize, z. B. Geräusche? (phasische Alertness)
12. Hat er während der Aufgabe »Aufmerksamkeitslöcher«? (tonische Alertness/Vigilanz)
13. Hängt die reduzierte Leistungsfähigkeit mit der Tageszeit zusammen? (tonische Alertness)

Arbeitsblatt 7.1: Analyse einer relevanten Alltagshandlung

Literatur

Müller HJ, Krummenacher J (2006) Funktionen und Modelle der selektiven Aufmerksamkeit. In: Karnath HO, Thier P (Hrsg) Neuropsychologie. Springer, Berlin Heidelberg, S 239–253

Müller HJ et al. (2015) Handlungssteuernde Aufmerksamkeit. In: Müller HJ, Krummenacher J, Schubert T (Hrsg) Aufmerksamkeit und Handlungssteuerung. Springer, Berlin Heidelberg, S 131–144

Niemann H, Gauggel S (2014) In: Karnath HO, Goldenberg G, Ziegler W (Hrsg) Kognitive Neurologie. Thieme, Stuttgart, S 164–166

Sturm W (2008) Aufmerksamkeit. In: Gauggel S, Herrmann M (Hrsg) Handbuch der Neuro- und Biopsychologie. Hogrefe, Göttingen, S 496–505

Gedächtnis

Renate Götze

R. Götze, *Neuropsychologisches Befundsystem für die Ergotherapie*,
DOI 10.1007/978-3-662-47813-4_8, © Springer-Verlag Berlin Heidelberg 2015

- **Allgemeine Begriffsbestimmung**

Unter Gedächtnis versteht man die Fähigkeit, neue Informationen aufzunehmen (Encodierung), zu speichern (Konsolidierung) und zu einem anderen Zeitpunkt wieder abzurufen (Thöne-Otto 2014). Jeder dieser Prozesse kann selektiv beeinträchtigt sein.

In der Literatur werden verschiedene Unterteilungen von Gedächtnisleistungen beschrieben. Wir haben uns für die Unterteilung in zeitliche Abfolge und inhaltliche Aspekte entschieden (Thöne-Otto u. Markowitsch 2004).

- **Differenzialdiagnostik**

Differenzialdiagnostisch zu Gedächtnisstörungen sind die folgenden neuropsychologischen Beeinträchtigungen abzuklären: Apraxie (▶ Kap. 10), räumlich-topographische Störungen (▶ Abschn. 6.4), Aphasie (▶ Abschn. 11.1) im Sinne einer schweren mündlichen Sprachproduktionsstörung (aus einer semantischen Kategorie werden Wörter ersetzt, z. B. Maus durch Elefant). Auch Aufmerksamkeitsstörungen sind zu berücksichtigen (▶ Kap. 7). Diese könnten verhindern, dass sich einem Lerninhalt ausreichend lang gewidmet wird, und somit wäre bereits die Informationsaufnahme behindert. Auch Störungen der exekutiven Funktionen können z.B. durch ungünstige Entscheidungen über relevante und unrelevante Details Lernleistungen deutlich beeinträchtigen (▶ Kap. 9).

- **Generelle Hinweise zur Befunderhebung**

Die Gedächtnisleistungen assoziieren stark mit den Aufmerksamkeitsleistungen (▶ Kap. 7) sowie mit den Steuerungs- und Leitungsfunktionen des Gehirns (▶ Kap. 9). Zudem muss bei der Auswertung spezifischer Gedächtnistests berücksichtigt werden, dass ein schlechtes Ergebnis nicht unbedingt eine reduzierte Gedächtnisleistung bedeutet. Beispielsweise kann einer reduzierten Zahlenspanne (bei normaler Wortspanne) eine spezifische Störung der Zahlenverarbeitung zugrunde liegen. Im umgekehrten Fall kann eine reduzierte Wortspanne (bei normaler Zahlenspanne) durch eine minimale Wortfindungsstörung bedingt sein. Neben anderen neuropsychologischen Störungen haben auch andere Aspekte wie Schmerzen, Schlaf, Medikamente oder die Störungswahrnehmung Einfluss auf Gedächtnisleistungen (Thöne-Otto 2014). Die Interpretation von Gedächtnistests setzt also viel Erfahrung und großes neuropsychologisches Wissen voraus. Somit sollte eine zusätzliche Betreuung des Patienten zur Diagnostik und Therapie durch einen Neuropsychologen immer in Betracht gezogen werden. Die von uns für die Ergotherapie vorgeschlagene Befunderhebung hat einen starken Alltagsbezug.

Einschätzung zur Awareness   Auf Arbeitsblatt 2.1 wird die Awareness des Patienten eingeschätzt, wenn Auffälligkeiten im Bereich des Gedächtnisses festgestellt wurden (▶ Abschn. 2.2).

8.1   Zeitliche Unterteilung von Gedächtnis

8.1.1   Kurzzeit- und Arbeitsgedächtnis

- **Begriffsbestimmung**

Das Kurzzeitgedächtnis bezieht sich auf das kurzfristige Halten von Informationen, während die Informationen im Arbeitsgedächtnis zusätzlich manipuliert werden. Das gezielte Arbeiten mit Einzelinformationen wird von den exekutiven Funktionen (▶ Kap. 9) kontrolliert bzw. koordiniert.

- **Typische Beobachtungen im Alltag**
- Der Patient vergisst Instruktionen.
- Er nimmt im Gespräch keinen Bezug auf das vorangegangene Thema bzw. vergisst sein Vorhaben, wenn er unterbrochen wurde.
- Er hat Schwierigkeiten, Rechenoperationen im Kopf durchzuführen.

8.1.2   Langzeitgedächtnis

- **Begriffsbestimmung**

Das Langzeitgedächtnis beginnt bereits im Minutenbereich und erstreckt sich über Jahre (▶ Abschn. 8.1.3). Seine Inhalte sind dauerhaft gespeichert, auch wenn sich das Bewusstsein mit anderen Themen beschäftigt. Piefke und Fink (2013) weisen darauf hin, dass mindestens fünf Stufen der Informationsverarbeitung voneinander getrennt werden müssen. Diese sind die Registrierung (Informationsaufnahme über die Sensorik), die Enkodierung, die Konsolidierung, die Speicherung und der Abruf (▶ Abschn. 8.3).

- **Typische Beobachtungen im Alltag**
- Der Patient hat Schwierigkeiten, sich an Namen zu erinnern.
- Er gibt Informationen unvollständig oder gar nicht weiter (z. B. bei entgegengenommenen Telefonaten).
- Er verlegt übermäßig häufig Gegenstände (z. B. Brille/Schlüssel/wichtige Papiere).
- Er weiß nicht mehr, wie er bestimmte Geräte bedienen muss (z. B. sein Handy).
- Er erzählt Vorkommnisse und Erlebnisse wiederholt.
- Er kann kurz zurückliegende Erlebnisse nicht wiedergeben.

8.1.3   Altgedächtnis

- **Begriffsbestimmung**

Das Altgedächtnis ist im Prinzip das Langzeitgedächtnis für lang zurückliegende Eindrücke aus der Zeit vor Eintritt der Hirnschädigung (Hartje u. Sturm 2002).

- **Typische Beobachtungen im Alltag**
- Der Patient kann sich an länger zurückliegende Ereignisse nicht oder nur bruchstückhaft erinnern (z. B. Erlebnisse

kurz vor dem Ereignis, aber evtl. auch noch länger zurückliegende).
- Er kann sich an Details seiner Biografie nicht oder nur
  bruchstückhaft erinnern (z. B. welche Schule er besucht
  hat, welche Ausbildung er absolviert hat, an den Namen des
  Ehepartners, der Kindern, die eigene Adresse, den Stadtteil
  usw.).
- Er kann schul- oder berufsspezifisches Fachwissen nicht
  oder nur unvollständig abrufen.
- Er kann auf Nachfrage Handlungsabläufe, die ihm beruflich
  oder im Alltag vertraut waren, nicht oder nur unvollständig
  wiedergeben (evtl. auch nicht mehr ausführen).

8.1.4 Prospektives Gedächtnis

■ Begriffsbestimmung
Das prospektive Gedächtnis ist das auf die Zukunft gerichtete
Gedächtnis z. B. im Hinblick auf Handlungsabsichten. Es stellt
eine Schnittstelle zwischen Langzeitgedächtnis, Aufmerksamkeit und exekutiven Funktionen dar (Schuri 2000).

■ Typische Beobachtungen im Alltag
- Der Patient vergisst Termine/Absprachen.
- Er vergisst, seine Medikamente einzunehmen.
- Er vergisst, zu Geburtstagen zu gratulieren.
- Er tätigt geplante Überweisungen nicht.

8.2 Inhaltliche Unterteilung von Gedächtnis

8.2.1 Sprachliche und nichtsprachliche Inhalte

Es wird zwischen sprachlichen Informationen, also vor allem
Wörtern und Ziffern und bildlich-räumlichen Inhalten unterschieden. Die bildlich-räumlichen zeichnen sich dadurch aus,
dass sie sprachlich schwer zu fassen sind (z. B. Gesichter erkennen).

8.2.2 Explizites und Implizites Gedächtnis

Diese Unterteilung wird dem Langzeit- bzw. Altgedächtnis zugeordnet.

Explizites Wissen Explizites Wissen wird bewusst erworben
und absichtsvoll und bewusst abgerufen. Man kann gezielt
nach bestimmten Erinnerungen oder bestimmtem Wissen suchen und realisiert auch, wenn man es gefunden hat. Es wird
zwischen dem **episodischen** und dem **semantischen** Gedächtnis unterschieden (Lehrner u. Brenner-Walter 2011). Das epi-
sodische Gedächtnis umfasst persönliche Ereignisse, die eine
zeitliche und örtliche Zuordnung haben (**memory for events**).
Dazu gehören beispielsweise die Autobiografie, aber auch Erinnerungen an wichtige Ereignisse des öffentlichen Lebens oder
berühmte Personen. Beim semantischen Gedächtnis handelt

es sich um »Faktenwissen« (**memory for facts**), beispielsweise
Wörter und Regeln einer Sprache, historische Fakten oder all-
gemeines Weltwissen. Buchner (2006) weist darauf hin, dass
auf der beschreibenden Ebene eine Unterscheidung zwischen
episodischem und semantischem Gedächtnis sinnvoll erscheint.
Dagegen wisse man aber noch zu wenig, ob sich das auf der
funktionellen Ebene belegen lasse.

Implizites Wissen Implizites Wissen umfasst Inhalte und Fertigkeiten, die angewandt werden, ohne dass sie bewusst abgerufen werden. Das Wissen, wie etwas geht oder funktioniert,
ist einfach vorhanden. Typische Beispiele sind Fahrrad fahren
oder ein Musikinstrument spielen. Eine andere Bezeichnung für
dieses »Knowing how« ist auch **prozedurales Gedächtnis**. Das
implizite Gedächtnis ist jedoch etwas weiter gefasst als das pro-
zedurale Gedächtnis und umfasst zusätzlich noch Einstellungen
und Vorlieben.

> ❯❯ Das implizite Gedächtnis ist von therapeutischer Rele-
> vanz, da bei einem Patienten mit gestörtem expliziten Ge-
> dächtnis Ressourcen im impliziten Gedächtnis vorhanden
> sein können. Dadurch kann ein Patient, der in vielen klas-
> sischen Gedächtnistests deutlich auffällig ist, trotzdem in
> der Lage sein, (in vertrauter Umgebung) auch komplexe
> Handlungen sicher und routiniert auszuführen.

Außerdem kann die Art der Aufnahme und das Lernen über
Handlung genutzt werden, durch häufige Wiederholungen für
ausgewählte Tätigkeiten Handlungsroutinen einzuschleifen
(► Abschn. 2.7).

8.3 Informationsspeicherung und -verfestigung im Gehirn (Enkodierung und Konsolidierung)

Bei der Enkodierung werden ausgewählte Reize in das Arbeitsgedächtnis aufgenommen. Damit sie später tiefer verarbeitet werden können, ist es notwendig, dass sie lange genug im
Arbeitsgedächtnis gehalten werden. Dazu wiederum muss den
aufgenommenen Informationen ausreichend Aufmerksamkeit
geschenkt werden (Grimm u. Habermann 2009).

In der Konsolidierungsphase wird die Information dann
vom Arbeitsgedächtnis ins Langzeitgedächtnis übertragen (Thöne-Otto 2008). Dies ist ein komplexer Prozess, der zu einer tief-
gehenden Vernetzung von Informationen auf Hirnebene führt.
Es wird beispielsweise davon ausgegangen, dass ein Reiz umso
tiefer gespeichert wird, wenn er auf unterschiedlichste Weise
verarbeitet und mit unterschiedlichem bereits vorhandenen
Wissen verknüpft wird. Je emotionaler ein Reiz erfasst wird,
desto tiefer ist die Erinnerungsspur. Dem für die Therapiepla-
nung und -gestaltung wichtigen Aspekt der Konsolidierung soll
das Arbeitsblatt 8.3 Rechnung tragen. Hier werden Lernverhalten und bevorzugte Kanäle zur Informationsaufnahme des
Patienten erfasst. Dies ermöglicht eine individuellere Therapiegestaltung für den Erwerb von Kompensationsstrategien bzw.
eine Optimierung von Lernstrategien bei Gedächtnisdefiziten.

- **Befunderhebung für die unter 8.1 bis 8.3 beschriebenen Gedächtnisbereiche**

Die prognostische Interpretation von Tests einzelner Gedächtnisleistungen bezüglich ihrer Aussagekraft auf den Alltag des Patienten wird von vielen Autoren als problematisch beschrieben (Schuri u. Schneider 2002; Thöne-Otto u. Markowitsch 2004). Darüber hinaus lassen sich nicht alle alltagsrelevanten Gedächtnisleistungen objektiv erfassen. Dies betrifft domänenspezifisches Wissen wie Schule, Beruf, Hobbys oder das autobiografische und das prospektive Gedächtnis. Wir schlagen eine individuelle Analyse von Alltagsanforderungen (Schuri u. Schneider 2002) und die Beobachtung in relevanten Situationen vor. Zur spezifischen Überprüfung von einzelnen Gedächtnisleistungen finden sich im Anschluss Empfehlungen für Testbatterien.

Analyse von gedächtnisspezifischen Alltagsanforderungen (Arbeitsblatt 8.1)

Analyse einer relevanten Alltagshandlung (Arbeitsblätter 2.2 und 8.2) Es wird eine Alltagshandlung beispielsweise aus dem Bereich Haushalt, Garten, Büroarbeit oder Hobbys ausgewählt. Auf Arbeitsblatt 2.2 wird die Tätigkeit dokumentiert, wie im ▶ Abschn. 2.4 beschrieben. So kann sie bei Bedarf zusätzlich bezüglich der Performance ausgewertet werden. Die Fragestellungen auf Arbeitsblatt 8.1 geben Hinweise auf Fähigkeiten bzw. Beeinträchtigungen im Bereich Lernen und Gedächtnis. Zum Teil finden sich die Fragestellungen in ähnlicher Form im PRPP-System im Recall-Quadranten wieder (▶ Abschn. 2.1).

Analyse des bisherigen Lernverhaltens (Arbeitsblatt 8.3)

- **Empfehlungen für erwerbbare Testverfahren**

Alle Tests sind über die Testzentrale, Hogrefe Verlag, Göttingen zu beziehen.

Rivermead Behavioural Memory Test (RBMT) Geeignet für Personen zwischen 16 und 64 Jahren und zwischen 65 und 96 Jahren. Mit diesem Test werden verschiedene Gedächtnisfunktionen überprüft. Die Tests orientieren sich an alltäglichen Situationen, welche hirnverletzten Patienten häufig Probleme bereiten (z. B. Orientierungsfragen, Erinnern einer Abmachung, eines Personennamens, eines Weges, Wiedererkennen eines Gesichtes, Wiedergabe eines Textes). Er ist kurz, einfach durchzuführen und zu interpretieren. Es gibt vier Parallelversionen, um eine Verlaufstestung zu ermöglichen. Konzipiert wurde er für alle Berufsgruppen, die in der Rehabilitation mit kognitiv beeinträchtigten Patienten arbeiten.

Mini-Mental-State-Test (MMST) Dieser Test ist ein Screening-Instrument zum Erfassen kognitiver Störungen bei älteren Personen (z. B. bei Demenzverdacht). Es handelt sich um ein Interview mit Handlungsaufgabe und überwiegend alltagsnahen Fragen. Er stellt eine **Ergänzung** zur neuropsychologischen Testung dar. Der Zeitaufwand ist mit 5–10 Minuten gering.

Wechsler Gedächtnis Test – Revidierte Fassung (WMS-IV), Wechsler et al. 2012 Dieser Test ist für Personen zwischen 16 und

90 Jahren geeignet. Eine zusätzliche Version für ältere Erwachsene (65–90 Jahre) berücksichtigt die geringere zeitliche Belastbarkeit Älterer. In zwölf Untertests werden die Funktionen des auditiven Gedächtnis, visuellen Gedächtnis, visuelles Arbeitsgedächtnis, der unmittelbaren und der verzögerter Wiedergabe überprüft. Neu ist auch ein im Testumfang enthaltenes Kognitives Kurz-Screening zur Überprüfung des allgemeinen kognitiven Niveaus. Der Zeitaufwand für die Durchführung des kompletten Tests beträgt ca. 75 Minuten.

8.4 Orientierung

- **Begriffsbestimmung**

Unter Orientierung wird die Fähigkeit verstanden, sich in zeitlicher, örtlicher, situativer und persönlicher Hinsicht, aufbauend auf frühere und gegenwärtige Wahrnehmungen, zurechtzufinden. Die Orientierung ist häufig bei schwer betroffenen Patienten, insbesondere in der Frühphase beeinträchtigt (Thöne-Otto 2009).

- **Differenzialdiagnostik**

Differenzialdiagnostisch zu Orientierungsstörungen ist die folgende neuropsychologische Störung abzuklären: räumlich-topographische Störung (▶ Abschn. 6.4).

- **Typische Beobachtungen im Alltag**
  - Der Patient kann das Datum nicht nennen.
  - Er weiß nicht, ob es Nachmittag oder Vormittag ist.
  - Er hat Probleme, wichtige Lebenssituationen in eine zeitlich geordnete Abfolge zu bringen.
  - Er findet den Weg ins Therapiezimmer/in die Praxis nicht selbstständig.
  - Er verläuft sich auf ihm bekannten Wegen.
  - Er weiß nicht, wieso er in Therapie ist bzw. wer ihn überwiesen hat.

- **Befunderhebung**

Wege lernen (▶ Abschn. 6.4)

Fragebogen zur Orientierung Siehe Arbeitsblatt 8.4 (nach v. Cramon u. Zihl 1988).

> **Orientierungshilfen wie Kalender, Uhren, Radio u. Ä. müssen zuvor abgedeckt bzw. ausgeschaltet werden.**

Lokalisation

Der Region des linken lateralen Parietallappens werden wichtige Funktion für das **Kurzzeitgedächtnis** zugeschrieben, während die Regionenkombination aus Parietal- und Präfrontalbereich (insbesondere die dorsolateralen Anteile des Stirnhirns) wichtige Funktionen für das **Arbeitsgedächtnis** aufweist (Markowitsch 2006). Läsionen im Bereich des Temporallappens, des Thalamus oder des Frontalhirns sowie des Hippocampus (Limbisches System) können zu Störungen des **Langzeitgedächtnisses** führen (Thöne-Otto u. Markowitsch 2004).

Diese anatomischen Zuordnungen dürfen nicht als Eins-zu-Eins-Relationen verstanden werden. Stattdessen handelt es sich um hierarchisch parallel organisierte Netzwerke (Markowitsch 2006).

Patient:	Geb.-Dat.:	Therapeutin:	Datum:

Arbeitsblatt 8.1 Analyse einer relevanten Alltagshandlung

Ausgewählte Alltagssituation zur Überprüfung des Gedächtnisses

Fragestellungen (die in Klammern zugeordneten Teilstörungen dienen der groben Orientierung)

1. Erkennt der Patient das Aufgabenumfeld, die Aufgabe selbst und alle benötigten Objekte? (Alt- oder Langzeitgedächtnis)
2. Benötigt der Patient Wiederholungen, um Instruktionen zu verstehen bzw. vollständig zu erfassen? (Kurz- und Arbeitsgedächtnis)
3. Bringt der Patient, wie verabredet, bestimmte Dinge (z. B. Brille, Kochbuch, eine bestimmte Zutat) mit zur Therapie? (prospektives Gedächtnis)
4. Weiß er, wann die einzelnen Teilschritte an der Reihe sind und wann nicht? (Alt- oder Langzeitgedächtnis)
5. Weiß er, wo er die einzelnen Teilschritte durchführen muss? (Alt- oder Langzeitgedächtnis)
6. Weiß er, wie lange die einzelnen Teilschritte dauern? (Alt- oder Langzeitgedächtnis)
7. Weiß er, wie er einzelne Objekte und Maschinen gebrauchen muss? (Alt- oder Langzeitgedächtnis)
8. Führt er alle notwendigen Handlungsschritte aus oder vergisst er Schritte? (Alt- oder Langzeitgedächtnis)
9. Findet er wiederholt benötigte Objekte in der fremden Umgebung wieder? (Langzeitgedächtnis)
10. Kann er sich an Absprachen, z. B. wie viel Zeit ihm für die Aufgabe zur Verfügung steht, im Verlauf noch erinnern? (Langzeitgedächtnis)

Arbeitsblatt 8.1: Analyse einer relevanten Alltagshandlung

| Patient: | Geb.-Dat.: | Therapeutin: | Datum: |

Arbeitsblatt 8.2   Analyse von gedächtnisspezifischen Alltagsanforderungen

Fragestellungen:

1. Welche Anforderungen stellt der individuelle Alltag des Patienten an sein Arbeitsgedächtnis?
2. In welchem Maß sollen neue Informationen erlernt und ins Langzeitgedächtnis aufgenommen werden?
3. Inwieweit müssen Informationen auch mittelfristig z. B. in Prüfungssituationen abrufbar sein?
4. Welche Anforderungen werden an das Altgedächtnis gestellt bezüglich des Abrufs von Wissen, Fertigkeiten und autobiografischen Daten?
5. Wie genau müssen die einzelnen Inhalte erinnert werden?
6. Besteht dabei Zeitdruck?
7. Welche anderen Umgebungsbedingungen sind zu berücksichtigen wie Stress, Geräuschpegel, Mehrfachanforderung etc.?

Arbeitsblatt 8.2: Analyse von gedächtnisspezifischen Alltagsanforderungen

Patient:	Geb.-Dat.:	Therapeutin:	Datum:

Arbeitsblatt 8.3 Analyse der aktuellen Kompensation des Gedächtnisdefizits und des bisherigen Lernverhaltens

Fragestellungen:

Zur Kompensation

1. Wie gehen Sie und Ihre Angehörigen aktuell mit der veränderten Situation, resultierend aus dem Gedächtnisproblem, um?

   a. Gibt es beispielsweise Situationen, die Sie meiden?

   b. Haben Sie bereits hilfreiche kleine Tricks, Strategien, die Sie einsetzen?

Zum bisherigen Lernverhalten

2. Welcher Lerntyp sind Sie?

   Lerntyp Lesen: Haben Sie häufig etwas zu Hause nachgelesen, also Lernstoff durch Lesen von Artikeln aus Zeitschriften oder Sachbüchern ergänzt?

   Lerntyp Hören: War es Ihnen wichtig, den Lernstoff hörbar zu machen, z. B. durch lautes Lesen, auf Tonband sprechen und abhören, oder haben Sie sich gerne zusätzliche Informationen durch Radioprogramme/CDs/Kassetten zum Thema geholt?

   Lerntyp Sehen: Haben Sie ein gutes bildliches Vorstellungsvermögen? Haben Sie Begriffe mit originellen Bildern verbunden oder sich gerne Skizzen oder Zeichnungen ergänzend angefertigt? Dienten Ihnen Bilder, Filme, Dias oder Museumsbesuche als Lernergänzung?

3. Welche Gefühle verbinden Sie mit Lernen? Spaß, Ruhe, Zufriedenheit, Neugier/Interesse oder Ärger, Spannung, Langeweile?

4. Welche Lernstrategien sind Ihnen vertraut bzw. mit welchen haben Sie bereits gute Erfahrungen gemacht?

   a. Neues über mehrere Sinnesmodalitäten aufnehmen, z. B. bildliches Vorstellen von sprachlichen Inhalten oder Aufschreiben der wichtigsten Punkte.

   b. Neues Wissen mit bereits Erlerntem/Erlebtem verknüpfen, z. B. in Diskussionen.

   c. Lernen mit Bewegung verbinden, z. B. Repetieren eines Fachartikels beim Spaziergang.

   d. Lernen durch häufige Wiederholungen, z. B. Vokabeln.

   e. Handlungen mit bestimmten Ereignissen verbinden, z. B. zum Abendessen Medikamente nehmen.

5. Gibt es bestimmte Rahmenbedingungen, die sich als besonders hilfreich erwiesen haben, z. B. ein ruhiges Zimmer oder Musik?

6. Lernen Sie lieber still für sich oder in Gruppenarbeit/im Gespräch mit anderen?

Arbeitsblatt 8.3: Analyse der aktuellen Kompensation des Gedächtnisdefizits und des bisherigen Lernverhaltens

Patient:	Geb.-Dat.:	Therapeutin:	Datum:

Arbeitsblatt 8.4   Orientierung (Einteilung der Bereiche nach v. Cramon und Zihl 1988)

Bereiche	Richtig/ Falsch	Gesamt- auswertung
Fragen zur personalen Orientierung		
Wie heißen Sie?		
Wie alt sind Sie?		
Was sind Sie von Beruf?		
Haben Sie Familie (Ehepartner/Kinder)?		
Welche Staatsangehörigkeit haben Sie?		
Fragen zur zeitlich/kalendarischen Orientierung		
Welches Jahr haben wir jetzt?		
Welchen Monat haben wir jetzt?		
Den wievielten Tag des Monats haben wir heute?		
Welchen Wochentag haben wir heute?		
Wie viel Uhr ist es jetzt ungefähr?		
Fragen zur situativen Orientierung		
Warum sind Sie hier?		
Wer hat Sie hierher überwiesen/auf wessen Empfehlung sind Sie zu uns gekommen?		
Wurden Sie operiert/untersucht?		
Wissen Sie, was in dieser Klinik/Praxis gemacht wird?		
Wer bezahlt die Kosten der Behandlung?		
Fragen zur örtlichen/geografischen Orientierung		
In welcher Stadt/welchem Ort wohnen Sie?		
Zu welchem Landkreis gehört Ihr Wohnort?		
In welchem Bundesland leben Sie?		
Wo (Ort/Stadtteil) befinden Sie sich im Moment?		
In welchem Krankenhaus/Einrichtung/Praxis befinden Sie sich momentan?		

Auswertung für alle 20 Fragen (Richtwerte):
Alle Antworten richtig: nicht gestört.
Ab einer falschen Antwort: leicht gestört.
Ab drei falschen Antworten: gestört.

❶ **Wichtig**
Achtung: Wenn »wievielter Tag des Monats« falsch beantwortet wurde gilt dies nur bei Abweichung um ca. eine Woche (bei über 80-Jährigen um ca. zwei Wochen) als Fehler (Reischies 2006). Eine falsche Antwort hinsichtlich des Wochentages ist insbesondere bei langen Klinikaufenthalten nicht überzubewerten.

Arbeitsblatt 8.4: Orientierung (Einteilung der Bereiche nach v. Cramon u. Ziel 1988)

Literatur

Buchner A (2006) Funktionen und Modelle des Gedächtnis. In: Karnath HO, Thier P (Hrsg) Neuropsychologie. Springer, Heidelberg, S 437–447

Cramon D von, Zihl J (1988) Neuropsychologische Rehabilitation. Springer, Heidelberg

Grimm M, Habermann C (2009) Gedächtnisstörungen. In: Habermann C, Kolster F (Hrsg) Ergotherapie im Arbeitsfeld Neurologie. Thieme, Stuttgart, S 643–683

Hartje W, Sturm W (2002) Amnesie. In: Hartje W, Poeck K (Hrsg) Klinische Neuropsychologie. Thieme, Stuttgart, S 248–294

Lehrner J, Brenner-Walter B (2011) Gedächtnisstörungen. In: Lehrner J. et al. (Hrsg) Klinische Neuropsychologie Grundlagen – Diagnostik – Rehabilitation. Springer, Wien, New York, S 541–560

Markowitsch HJ (2006) Neuroanatomie und Störungen des Gedächtnis. In: Karnath HO, Thier P (Hrsg) Neuropsychologie. Springer, Heidelberg, S 448–470

Piefke M, Fink G (2013) Gedächtnissysteme und Taxonomie von Gedächtnisstörungen. In: Bartsch T, Falkai P (Hrsg) Gedächtnisstörungen. Springer, Heidelberg, S 14–30

Reischies F (2006) Demenz. In: Karnath HO, Thier P (Hrsg) Neuropsychologie. Springer, Heidelberg, S 683

Schuri U (2000) Gedächtnisstörungen. In: Sturm W, Hermann M, Wallesch C-W (Hrsg) Lehrbuch der Klinischen Neuropsychologie. Swets & Zeitlinger, Lisse, NL, S 375–391

Schuri U, Schneider U (2002) Gedächtnisstörungen. In: Goldenberg G, Pössl J, Ziegler W (Hrsg) Neuropsychologie im Alltag. Thieme, Stuttgart, S 61–77

Thöne-Otto A (2008) Amnesie und Gedächtnisstörungen. In: Gauggel S, Herrmann M (Hrsg) Handbuch der Neuro- und Biopsychologie. Hogrefe, Göttingen, S 477–487

Thöne-Otto A (2014) Amnesie und Gedächtnis. In: Karnath HO, Goldenberg G, Ziegler W (Hrsg) Klinische Neuropsychologie Kognitive Neurologie. Thieme, Stuttgart, S 147–163

Thöne-Otto A, Markowitsch HJ (2004) Gedächtnisstörungen nach Hirnschädigung. Hogrefe, Göttingen

Wechsler D, Petermann F, Lepach AC (2012) Wechsler Memory Scale – Fourth Edition. Deutsche Adaptation der revidierten Fassung der Wechsler Memory Scale – Fourth Edition. Hogrefe, Göttingen

Exekutive Funktionen

Renate Götze

R. Götze, *Neuropsychologisches Befundsystem für die Ergotherapie*,
DOI 10.1007/978-3-662-47813-4_9, © Springer-Verlag Berlin Heidelberg 2015

■ **Begriffsbestimmung**

»Exekutive Funktionen« sind ein Überbegriff für verschiedene Fähigkeiten der zentralen Kontrolle, wobei unter zentraler Kontrolle (oder auch dem überwachenden Aufmerksamkeitssystem) eine Kontrollinstanz zu verstehen ist, welche immer dann einsetzt, wenn Hindernisse die Ausführung eines Plans erschweren, wir uns auf einen bestimmten Vorsatz konzentrieren oder uns in ungewohnten Situationen befinden (Goldenberg 2007). Das »dysexekutive Störungsbild« ist nicht klar definiert, sondern setzt sich vielmehr aus verschiedenen Symptomen zusammen, die in variablen Konstellationen auftreten. In der Literatur werden diese Symptome unterschiedlich z. T. sehr fein untergliedert (Matthes von Cramon u. Cramon 2000). Als Kernsymptome führt Matthes von Cramon (2006) eine mangelnde Umstellungsfähigkeit, Störungen der Handlungsplanung und Handlungskontrolle auf. Dabei können sowohl sog. Überschusssymptome, z. B. impulsive Planung oder sozial unangepasstes Verhalten, als auch Defizitsymptome auftreten, z. B. schlechte Fehlererkennung oder mangelnder Antrieb (Sattler 2011). Es treten also ähnlich der Psychopathologie bei Schizophrenie Negativ- und Positivsymptome auf (Müller u. Münte 2008; Müller 2009). Obwohl diese Symptome einander zu widersprechen scheinen, können sie gemeinsam vorkommen. Auch die kognitive Dysphasie zählt zu diesem Störungsbild (▶ Abschn. 11.2). Darüber hinaus stehen die Exekutiven Funktionen in einem engen Zusammenhang mit dem Arbeitsgedächtnis. Manche Autoren, wie z. B. Müller und Münte (2009), ordnen das Arbeitsgedächtnis auch direkt den exekutiven Funktionen zu.

Wir unterteilen im Folgenden die exekutiven Funktionen in Anlehnung an Kolster und Götze (2009) lediglich in die drei hochtherapierelevanten Subkomponenten Antrieb, Handlungsplanung und -kontrolle und Sozialverhalten.

■ **Differenzialdiagnostik**

Differenzialdiagnostisch zu exekutiven Störungen sind die folgenden neuropsychologischen Störungen abzuklären: Apraxie (▶ Abschn. 10.2), Gedächtnis (▶ Kap. 8).

■ **Generelle Hinweise zur Befunderhebung**

Störungen der exekutiven Funktionen sind testdiagnostisch schwer zu erfassen, da die Testsituation in der Regel viel mehr Struktur bietet als der Alltag. Klinische Erfahrungen haben gezeigt, dass herkömmliche neuropsychologische Testverfahren wie Planungs- und Problemlösetests keine zuverlässige Aussage über das Alltagsverhalten des Patienten zulassen (Mesulam 1986; Wenz 1999). Dies gilt vor allem für leicht bis mittelschwer beeinträchtigte Patienten. Diese können unter Umständen bei Papier- und Bleistifttests normale Leistungen erbringen. Deshalb sollte der Patient nicht nur bei der Durchführung testpsychologischer Verfahren, sondern auch in einer für ihn relevanten, aber nicht automatisierten oder nicht routinierten Alltagshandlung beobachtet werden. Erst in einer solchen Alltagssituation werden im Gegensatz zu Papier- und Bleistifttests selbst initiierte

Handeln und das Priorisieren von Handlungsoptionen als wesentliche exekutive Funktionen getestet (Müller 2014). Dabei ist es wichtig, die Selbsteinschätzung zu erfassen, denn trotz der offensichtlichen Schwierigkeiten im Alltag zeigen die Patienten häufig wenig oder keine Krankheitseinsicht (Müller 2009; Müller u. Münte 2009). Darüber hinaus sollte immer eine ausführliche Anamnese mit den Angehörigen über typische Verhaltensweisen und Persönlichkeitszüge des Betroffenen vor seiner Erkrankung durchgeführt werden. Dabei liegen die Eigen- und die Fremdeinschätzung aufgrund der in der Regel beeinträchtigten Störungswahrnehmung häufig auseinander.

Angehörigenbefragungen geben in solchen Fällen wertvolle differenzialdiagnostische Hinweise.

Letztlich bleibt die Abgrenzung leichter, aber dennoch alltags- bzw. berufsrelevanter exekutiver Dysfunktionen von »normalpsychologisch« möglicherweise auffälligen Verhaltensweisen, die bereits prämorbid vorhanden waren, eine große diagnostische Herausforderung (z. B. eine gewisse Weitschweifigkeit im Gespräch, eine flüchtige Arbeitsweise u. Ä.). Auch das Unterscheiden von Verhaltensveränderungen im Zuge des Prozesses der Krankheitsverarbeitung (z. B. Antriebsmangel bei posttraumatischer Depression) von dysexekutiven Störungen ist nicht einfach.

Einschätzung zur Awareness Auf Arbeitsblatt 2.1 wird die Awareness des Patienten eingeschätzt, wenn Auffälligkeiten im Bereich der exekutiven Funktionen festgestellt wurden (▶ Abschn. 2.2).

■ **Typische Beobachtungen im Alltag**

■■ **Antrieb**

— Der Patient greift nicht nach dem Glas, obwohl er geäußert hat, durstig zu sein.
— Er kommt der Körperhygiene von sich aus zu wenig nach, z. B. duscht er nicht oder wechselt selten die Wäsche.
— Er beendet Handlungen nicht, die kein definitives Ende haben, z. B. hört er mit dem Duschen nicht wieder auf.
— Er hat wenige Ideen für die Tagesgestaltung, z. B. macht er nichts anderes als essen und fernsehen.
— Er nimmt wenig Kontakt zu Mitpatienten oder selbst zu Freunden oder der Familie auf.
— Er kommt von sich aus nicht zu den Therapien, sondern bleibt im Bett liegen, obwohl er durchaus weiß, dass er jetzt eine Stunde hätte.
— Er bricht Handlungen bei Problemen schnell ab und wartet passiv auf Hilfe.
— Er wirkt unruhig, kann kaum stillsitzen.
— Er redet ohne Punkt und Komma.
— Er geht mit übersteigert wirkendem Schwung an alles heran, reißt Aufgaben an sich, die ihn gar nicht betreffen, schiebt z. B. den im Rollstuhl sitzenden Mitpatienten ungefragt zur nächsten Therapie.

Handlungsplanung und -kontrolle

- Der Patient zeigt eine mangelnde Voraussicht und beginnt voreilig Handlungen, ohne vorhersehbare Schwierigkeiten zu berücksichtigen, z. B. möchte er zu Fuß in die Stadt, obwohl er erst 100 m am Stück mit dem Rollator gehen kann.
- Er missachtet Regeln oder Aufgabeninstruktionen, z. B. bügelt er ein Seidenhemd auf heißester Temperaturstufe.
- Er kann genau beschreiben, wie er eine Aufgabe ausführen würde, dies aber nicht in die Tat umsetzen.
- Er arbeitet sehr schnell, ohne Zwischenkontrollen durchzuführen, z. B. prüft er beim Braten nicht, ob das Fett schon heiß genug ist oder ob das Fleisch ausreichend mit Panade bedeckt ist.
- Er schätzt Situationen falsch ein und trifft Entscheidungen, die unter Umständen ihn oder andere gefährden, z. B. geht er an unübersichtlicher Stelle über die Straße, obwohl er sein Gehtempo nicht beschleunigen kann.
- Er zeigt ein inflexibles, stereotypes Verhalten und stoppt seine Handlung trotz zunehmendem Chaos nicht, z.B. fallen ihm beim Zusammenbauen eines Modellautos ständig kleine Teile auf den Boden, und der Klebstoff verteilt sich auf dem Tisch, er aber macht unbeirrt weiter.
- Er reagiert sofort auf einen Reiz, ohne sich noch einmal einen Gesamtüberblick zu verschaffen, z. B. legt er den Kochlöffel in das Spülbecken und beginnt daraufhin den Abwasch zu erledigen, ohne zu beachten, dass als Nächstes das Nudelwasser abgegossen werden müsste.
- Er ist leicht ablenkbar. Kaum gerät ein nicht zur Aufgabe gehörender Gegenstand in sein Blickfeld, ergreift er diesen ohne eigentliche Handlungsabsicht und beginnt z. B. den Kugelschreiber rein- und rauszuklicken.
- Er hat Schwierigkeiten mit der Zeitplanung, z. B. möchte der für die Therapie gut motivierte Patient zwischen zwei Therapiestunden einen Kaffee trinken gehen, obwohl er nur zehn Minuten Zeit hat und einen längeren Weg bewältigen muss.

Sozialverhalten (▶ Abschn. 11.2)

- Der Patient hält soziale Regeln nicht ein und sucht beispielsweise Körperkontakt zur Therapeutin oder zieht ihr den Dienstausweis aus der Kitteltasche und betrachtet ihn genau.
- Er kann sich sozial schlecht durchsetzen, vertritt keine klare eigene Meinung.
- Er hat Probleme, seine Fähigkeiten adäquat einzuschätzen.
- Er klopft nicht an, bevor er ins Therapiezimmer tritt, und beginnt sofort zu reden.
- Er ruft beim Anblick der Therapeutin ihren Namen über den ganzen Gang, obwohl er konkret gar nichts möchte.
- Er zeigt einen Mangel an Empathie, indem er z. B. in Gruppentherapien abfällige Kommentare über die Behinderung anderer Patienten abgibt oder ironische Bemerkungen macht, wenn andere Patienten eine Aufgabe nicht lösen konnten.

- Er zeigt unerwartete aggressive Wutausbrüche und schmeißt z. B. das Therapiematerial auf den Boden, weil ihm eine Aufgabe nicht gut genug gelungen ist.

Befunderhebung

Analyse einer relevanten, nicht automatisierten/routinierten Alltagshandlung (Arbeitsblätter 2.3 und 9.1) Bei der Auswahl der Aufgabe werden Erfahrungen, die die Therapeutin bislang mit dem Patienten gemacht hat, berücksichtigt. Schwer betroffene Patienten fallen bereits im Klinikalltag auf. Bei ihnen kann die Beobachtung einer Selbsthilfeleistung wie das Anziehen ausreichend sein. Bei leichter betroffenen Patienten muss ein entsprechend höherer Schwierigkeitsgrad gewählt werden, z. B. ein Werkstück nach Anleitung herstellen, etwas nach Rezept kochen oder einen Ausflug planen und durchführen. Auf Arbeitsblatt 2.2 wird die Tätigkeit dokumentiert, und zwar so, wie im ▶ Abschn. 2.4 beschrieben. So kann sie bei Bedarf zusätzlich auch noch bezüglich der Performance auf Arbeitsblatt 2.3 ausgewertet werden. Die Fragestellungen auf Arbeitsblatt 9.1 geben Hinweise auf Fähigkeiten bzw. Beeinträchtigungen im Bereich der exekutiven Funktionen. Zum Teil finden sie sich in ähnlicher Form im PRPP-System im Planungs- und Performancequadranten wieder (▶ Abschn. 2.4).

Angehörigenfragebogen zur Erfassung prämorbider Persönlichkeitsmerkmale Arbeitsblatt 9.2 gibt Anregungen für ein strukturiertes Interview mit den Angehörigen, um prämorbide Persönlichkeitsstrukturen des Betroffenen zu erfassen. Im Vorfeld sollte genau erläutert werden, warum diese Rückmeldungen seitens der Angehörigen wichtig sind. Weil sie den Patienten bereits vor der Erkrankung kannten, können sie den Therapeuten Entscheidungshilfen geben, in welchen Bereichen gearbeitet werden soll. Insbesondere wenn das Ereignis noch nicht lange zurückliegt und die Angehörigen noch wenig Alltagserfahrungen mit dem Patienten sammeln konnten, ist es wichtig, im austauschenden Dialog zu bleiben.

Turm von London Der Turm von London überprüft das Planen und die Problemlösefähigkeiten. Weitere typische Verhaltenauffälligkeiten des dysexekutiven Störungsbildes stellen sich bei dem stark strukturierten Test nicht in jedem Fall heraus. Die deutsche Version von Tucha und Lange (2004) ist mit genauer Anleitung und Normwerten bei Hogrefe (Göttingen) zu beziehen.

Lokalisation

Beeinträchtigungen der »exekutiven Funktionen« treten häufig nach diffusen zerebralen Gewebsschäden unter maßgeblicher Mitbeteiligung des Frontallappens und des frontalen Marklagers auf, z. B. nach einem Schädel-Hirn-Trauma oder nach Hypoxien. Aber auch fokale Schädigungen frontaler Areale und subkortikaler Strukturen wie des medianen Thalamus, des Nucleus caudatus oder des Globus pallidus können zu exekutiven Dysfunktionen führen. Auch Kleinhirnschädigungen werden als Ursache exekutiver Störungen diskutiert. Als mögliche Grundlage der Kleinhirnbeteiligung an exekutiven Funktionen gelten seine reziproken Faserverbindungen zum präfrontalen Kortex (Thoma et al. 2009).

Patient:	Geb.-Dat.:	Therapeutin:	Datum:

Arbeitsblatt 9.1   Analyse einer relevanten, nicht automatisierten/ nicht routinierten Alltagshandlung

Ausgewählte alltags- bzw. berufsrelevante Situation zur Überprüfung der exekutiven Funktionen

Fragestellungen (die in Klammern zugeordneten Teilstörungen dienen der groben Orientierung) Antrieb, Handlungsplanung und -kontrolle

1. Hat der Patient ein klares Ziel und kann dieses auch benennen? (Planen)
2. Verliert er dieses Ziel auch im Verlauf der Handlung nicht aus den Augen? (Handlungskontrolle)
3. Macht der Patient Vorüberlegungen, bevor er eine Handlung beginnt? (Planen)
4. Findet er verschiedene Lösungsstrategien und kann er Vor- und Nachteile abwägen? (Problemlösen)
5. Kann er sich den Arbeitsplatz, das Umfeld vorausschauend einrichten? (Planen und Problemlösen, Handlungskontrolle)
6. Kann er seinen Handlungsplan bei Bedarf abändern, anpassen? (Umstellungsfähigkeit, Problemlösen)
7. Kann er auch weitermachen, wenn er auf Hindernisse stößt? (Problemlösen, Antrieb)
8. Beginnt bzw. beendet der Patient die einzelnen Handlungsschritte selbstständig? (Antrieb, Handlungskontrolle)
9. Kann er Handlungen auf entsprechende Aufforderung hin stoppen? (Perseverationen, Handlungskontrolle)
10. Bleibt er konsequent bei der Sache? Sein Handeln »versandet« weder (Antrieb) noch lässt er sich von für die aktuelle Handlung unwichtigen Reizen ablenken und beginnt keine ungeplanten anderen Aktivitäten (Inhibition, Handlungskontrolle).
11. Führt er die einzelnen Handlungsschritte in logischer Reihenfolge aus? (Planen und Problemlösen)
12. Macht er an den entscheidenden Stellen Plausibilitätskontrollen? (Handlungskontrolle)
13. Berücksichtigt der Patient den vorgegebenen Zeitrahmen in der Planung und später auch bei der Durchführung? (Planen und Problemlösen, Handlungskontrolle)
14. Bringt er die Handlung bis zum Ende? (Antrieb und Handlungskontrolle)

Soziales Verhalten

1. Hält der Patient soziale Regeln ein, beispielsweise in Hinblick auf körperliche Distanz oder Pünktlichkeit?
2. Zeigt er angemessen Empathie, beispielsweise wenn einem Mitpatienten etwas Unangenehmes widerfährt?
3. Erkennt er soziale Signale (z. B. irritierter Blick der Therapeutin oder eines Hilfe suchenden Mitpatienten) und kann er darauf adäquat reagieren?
4. Zeigt er ein angemessenes Kommunikationsverhalten (hält er Sprecherwechsel ein, nimmt er aktiv am Gespräch teil, geht er auf den Gesprächspartner ein)?
5. Kann er Kritik angemessen annehmen oder geben?
6. Vertritt er eine eigene Meinung oder schließt er sich ausschließlich der Meinung der Therapeutin an? (Plazidität)

Arbeitsblatt 9.1: Analyse einer relevanten, nicht automatisierten/routinierten Alltagshandlung

Fortsetzung

| Patient: | Geb.-Dat.: | Therapeutin: | Datum: |

Arbeitsblatt 9.2   Angehörigenfragebogen zur Erfassung prämorbider Persönlichkeitsmerkmale

Antrieb, Handlungsplanung und -kontrolle

Wie würden sie die Grundpersönlichkeit ihres Angehörigen von früher beschreiben. War er z.B. ein Macher, der immer etwas vor hatte oder jemand, der sich gerne an andere angeschlossen hat?

Wie ging er mit Misserfolgen um?

Hatte er Stimmungsschwankungen?

Hat er Ziele konsequent verfolgt, oder diese schnell einmal gewechselt?

War er eher ruhiger oder sehr kommunikativ, wie ging er auf andere Menschen zu?

Wie empathisch war er? Hat er z.B. schnell bemerkt, wenn es jemanden schlecht ging bzw. in welcher Stimmung sein Gegenüber war?

Wie wichtig war ihm Pünktlichkeit?

Wie ging er mit Kritik um?

Erleben sie ihn im Vergleich zu früher in einem der Bereiche verändert?

Arbeitsblatt 9.2: Angehörigenfragebogen zur Erfassung prämorbider Persönlichkeitsmerkmale

Literatur

Goldenberg G (2007) Neuropsychologie. Urban und Fischer, München

Kolster F, Götze R (2009) Störungen exekutiver Funktionen. In: Habermann C, Kolster F (Hrsg) Ergotherapie im Arbeitsfeld Neurologie. Thieme, Stuttgart, S 601–623

Mathes-von Cramon G (2006) Exekutive Funktionen. In: Karnath HO, Hartje W, Ziegler W (Hrsg) Kognitive Neurologie. Thieme, Stuttgart, S 168–178

Matthes-von Cramon G, von Cramon DY (2000) Störungen exekutiver Funktionen. In: Sturm W, Hermann M, Wallesch C-W (Hrsg) Lehrbuch der Klinischen Neuropsychologie. Swets & Zeitlinger, Lisse, NL, S 392–410

Mesulam MM (1986) Frontal cortex and behaviour. Annals Neurology 19: 320–324

Müller SV (2009) Störungen der Exekutivfunktionen – wenn die Handlungsplanung zum Problem wird. Ein Ratgeber für Angehörige, Betroffenen und Fachleute. Schulz-Kircher Verlag, Idstein

Müller SV (2014) Executive Dysfunktionen. In: Karnath HO, Goldenberg G, Ziegler W (Hrsg) Klinische Neuropsychologie – Kognitive Neurologie. Thieme, Stuttgart, New York, S 223–236

Müller SV, Münte T (2008) Dysexekutives Syndrom. In: Gauggl S, Herrmann M (Hrsg) Handbuch der Neuro- und Biopsychologie. Hogrefe, Göttingen, S 496–505

Müller SV, Münte T (2009) Störungen von Exekutivfunktionen. In: Sturm W, Hermann M, Münte TF (Hrsg) Lehrbuch der Klinischen Neuropsychologie. Spektrum Akademischer Verlag, Heidelberg, S 480–499

Sattler W (2011) Funktionen frontaler Strukturen – Exekutivfunktionen. In: Lehrner J. et al. (Hrsg) Klinische Neuropsychologie Grundlagen – Diagnostik – Rehabilitation. Springer, Wien, New York, S 561–576

Thoma P, Ackermann H, Daum I (2009) Neuropsychologische Defizite bei Kleinhirnerkrankungen und -läsionen. In: Sturm W, Herrmann M, Münte TF (Hrsg) Lehrbuch der Klinischen Neuropsyhologie. Spektrum Akademischer Verlag, Heidelberg, S 643–650

Tucha O, Lange KW (2004) TL-D. Turm von London – Deutsche Version. Hogrefe, Göttingen

Wenz C (1999) Antrieb und Handlungskontrolle bei Patienten mit frontalen Läsionen. In: Götze R, Höfer B (Hrsg) Alltagsorientierte Therapie bei Patienten mit erworbener Hirnschädigung. Thieme, Stuttgart, S 117–122

Apraxie

Renate Götze

R. Götze, *Neuropsychologisches Befundsystem für die Ergotherapie*,
DOI 10.1007/978-3-662-47813-4_10, © Springer-Verlag Berlin Heidelberg 2015

▪ Allgemeine Begriffsbestimmung

Als Apraxien bezeichnet man motorische Fehlhandlungen, die weder auf elementare sensomotorische Beeinträchtigungen noch auf ein mangelndes Verständnis der gestellten Aufgabe zurückzuführen sind. Diese motorischen Fehlhandlungen können Gesicht und Mund oder die Gliedmaßen betreffen und treten in der Regel bilateral auf. Goldenberg (2014) weist darauf hin, dass der Begriff »Apraxie« auf eine Vielzahl heterogener Störungen angewandt wurde. Dennoch gibt es Merkmale, über die Einigkeit herrscht und die sich nach Goldenberg vier Domänen motorischen Handelns zuordnen lassen. Modifiziert sind dies:

- Imitieren von Gesten bzw einfachen Handstellungen,
- Ausführung kommunikativer Gesten auf Aufforderung,
- Gebrauch einzelner Werkzeuge und Objekte,
- Durchführung mehrschrittiger Alltagshandlungen mit mehreren Werkzeugen und Objekten (komplexe Handlungsfolgen).

Bei der **bukkofazialen Apraxie** sind aktive Bewegungen der mimischen Gesichtsmuskulatur, der Lippen, der Zunge, des Gaumens und in seltenen Fällen auch des Kehlkopfes auf Aufforderung nicht mehr oder nur fehlerhaft möglich. Diese Auffälligkeiten sind nicht allein auf eine Fazialisparese zurückzuführen (Goldenberg 2007a). Die bukkofaziale Apraxie geht häufig mit einer Sprechapraxie einher (▶ Abschn. 11.3).

Laut Pusswald (2011) werden Gliedmaßenapraxien bei 25% und bukkofaziale Apraxien bei 80% der Aphasiker diagnostiziert.

▪ Differenzialdiagnostik

Differenzialdiagnostisch zu Apraxien sind die folgenden neuropsychologischen Störungen abzuklären: exekutive Funktionen (▶ Kap. 9), räumliche Störungen (▶ Kap. 6).

▪ Hinweise zur Befunderhebung

Allgemein muss bei der Befunderhebung berücksichtigt werden, dass die Patienten in der Regel eine Aphasie mit häufig deutlich beeinträchtigtem Sprachverständnis haben. Insofern sollte immer neben der sprachlichen Anleitung möglichst viel über das Situationsverständnis gearbeitet werden. Aus diesem Grund ist den meisten Untersuchungen auch ein Übungsitem vorangestellt. Bei der Beurteilung der Untersuchungsergebnisse ist immer zu hinterfragen, ob die Aufgabenstellung verstanden wurde.

Einschätzung zur Awareness Auf Arbeitsblatt 2.1 wird die Awareness des Patienten eingeschätzt, wenn Auffälligkeiten im Bereich der Apraxie festgestellt wurden (▶ Abschn. 2.2).

10.1 Bedeutungslose und bedeutungsvolle Gesten

▪ Begriffsbestimmung

Bedeutungslose Gesten sind isolierte Hand-, Finger- oder Fußstellungen. Unter bedeutungsvollen Gesten versteht man sprachbegleitende oder sprachersetzende Gesten. Im Gegensatz zu bedeutungslosen können bedeutungsvolle Gesten von ihrem Sinn her aus dem Langzeitgedächtnis reproduziert werden (Goldenberg 2009a).

▪ Typische Beobachtungen im Alltag

Typische Beobachtungen im Alltag und in der Therapiesituation für bedeutungslose und bedeutungsvolle Gesten sind:

- Der Patient hat beim Imitieren von Bewegungen Schwierigkeiten (z. B. bei der motorischen Befunderhebung). Das Nachahmen gelingt nicht oder nur in Annäherung an die vorgegebene Bewegung.
- Er kann in der sensomotorischen Therapie Bewegungen, die ihm die Therapeutin vormacht nicht kopieren
- Er setzt wenig oder kaum aussagekräftige Gestik zur Kompensation seiner Sprach-/Sprechstörung ein. Die verwendeten Gesten sind ungenau und schwer verständlich, z. B. stereotypes Wedeln mit der Hand.

▪ Befunderhebung

> Hat die Therapeutin noch keine oder wenig Erfahrung mit der Beurteilung von grenzwertigen Auffälligkeiten, ist es günstig, die Tests mit mindestens zehn gesunden Personen durchzuführen, um einen Eindruck zu bekommen, welche Abweichungen noch als unauffällig gewertet werden können.

Imitation bedeutungsloser Handstellungen (Goldenberg et al. 2001; Arbeitsblatt 10.1) Da die Imitation von Handstellung eine eher spezifische Leistung der linken Hemisphäre ist, haben wir uns auf deren Testung beschränkt. Bei Fingerstellungen und kombinierten Bewegungen aus Hand- und Fingerstellungen können sowohl rechts- als auch linkshirnig betroffene Patienten auffällig sein. Hat der Patient eine Parese, wird die nicht betroffene Hand getestet. Die Therapeutin sitzt dem Patienten gegenüber. »Ich mache Ihnen mit meiner Hand eine Handstellung vor und Sie beobachten genau, was ich mache. Wenn ich fertig bin, meine Hand also wieder auf dem Tisch liegt, machen Sie mit Ihrer Hand die Bewegung nach.« Die Therapeutin benutzt die rechte Hand, wenn der Patient die linke benutzen soll, und umgekehrt (wie in einem Spiegel). Sie gibt jeweils eine Handstellung vor und legt die Hand wieder ab. Nun soll der Patient die Handstellung nachahmen. Gelingt dies nicht, wiederholt die Therapeutin die Handstellung. So arbeitet Sie in erster Linie über das Situationsverständnis. Zusätzlich unterstützt Sie z.B. mit den Worten: »Schauen Sie noch einmal genau hin.«

Zunächst wird ein Probelauf mit der ersten Handstellung (Arbeitsblatt 10.1) durchgeführt, um sicherzustellen, dass der Patient die Aufgabe verstanden hat. Treten hier Fehler auf, wird der Patient im Probelauf auf diese hingewiesen und nochmals gebeten, auf alle Details zu achten. Dieser erneute Durchgang geht in die Wertung ein. Auf dem Arbeitsblatt finden sich auch die Hinweise zur Auswertung.

Pantomime des Gebrauchs visuell dargebotener Objekte (nach Goldenberg et al. 2003; Arbeitsblatt 10.2) Über die Pantomime des Objektgebrauchs prüft man das Verständnis für die Bedeutung von Gesten und die Produktion bedeutungsvoller Gesten auf Aufforderung. Für den Test werden ein Glas, ein Hammer, eine Zahnbürste, ein Kamm, ein Löffel, ein Schlüssel und ein Brotmesser benötigt.

»Ich zeige Ihnen nun verschiedene Gegenstände. Bitte zeigen Sie mir, ohne den Gegenstand in die Hand zu nehmen, welche Bewegung man damit macht. Ich gebe Ihnen ein Beispiel.« Die Therapeutin deutet auf einen Stift und vollführt pantomimisch die Bewegung des Schreibens. Dann deutet sie nochmals auf den Stift und bittet den Patienten, die Pantomime auszuführen. Wenn der Patient die Instruktion verstanden hat, zeigt sie den ersten Gegenstand der Testung und fragt: »Welche Bewegung macht man damit?«

Auf dem Arbeitsblatt finden sich auch die Hinweise zur Auswertung.

10.2 Einfacher Objektgebrauch und Handlungsfolgen

■ **Begriffsbestimmung**
Einfacher Objektgebrauch bezeichnet die richtige Nutzung einzelner vertrauter Gegenstände/Werkzeuge. Dafür ist es notwendig, hochüberlerntes semantisches Wissen aus dem Gedächtnis über den Gebrauch von vertrauten Werkzeugen abzurufen. Mechanistisches Verständnis/Problemlösen, um von der Struktur eines Werkzeuges auf dessen Funktion zu schließen, kann den Abruf des semantischen Wissens unterstützen. Dadurch wird der sinnvolle und effiziente Einsatz von Werkzeugen gesichert. Beispielsweise sollten die Borsten der Zahnbürste zu den Zähnen geführt werden. Mechanisches Problemlösen ermöglicht aber auch Werkzeuge zweckfremd zu nutzen, z.B. mit einem Messer ein Marmeladenglas aufzuhebeln oder mit einer Münze eine große Schlitzschraube zu öffnen (Goldenberg 2014).

Handlungsfolgen sind mehrschrittige Handlungen mit mehreren Objekten. Diese unterscheiden sich vom einfachen Werkzeug- und Objektgebrauch durch Anforderungen an das (Arbeits-)Gedächtnis, Aufmerksamkeit und exekutive Funktionen. Folglich

kann die Ausführung mehrschrittiger Handlungen auch durch Störungen in all diesen Bereichen behindert sein (Goldenberg 2008).

■ **Typische Beobachtungen im Alltag**
– Der Patient weiß nicht mehr, wie er sich die Haare kämmen soll, z. B. hält er den Kamm falsch herum.
– Er hat keine Idee mehr, wie er eine Zahnpastatube öffnen soll.
– Er hat Schwierigkeiten beim Essen, z. B. versucht er, mit einem Löffel zu schneiden oder mit dem Messer zu drücken, statt Schneidebewegungen auszuführen.
– Er bricht Tätigkeiten, die ihm sehr vertraut waren, mitten in der Handlung ab und wirkt hilflos/ratlos, er lässt z. B. beim Abwaschen das Wasser ein und scheint dann nicht mehr weiterzuwissen.
– Er wirkt, über eventuell vorhandene motorische Defizite hinaus, unbeholfen. Er geht sehr ungeschickt vor und kommt nur umständlich oder gar nicht zum Ziel, z. B. bekommt er beim Umgang mit dem Geldbeutel diesen kaum auf und sammelt sehr ungeschickt einzelne Münzen in die Hand.
– Er kommt mit vormals routinierten Handlungsabläufen nicht mehr zurecht, z. B. beim Rasieren, Brotstreichen u.Ä., über die (unzureichende) Adaption an die Einhändigkeit hinaus.
– Er haftet an einer vorangegangenen Tätigkeit oder Bewegung, z. B. will er, nachdem er eine Orange geschält hat, den Apfel auf die gleiche Art schälen.
– Er lässt vorbereitende Teilschritte innerhalb einer Handlung aus, z. B. hält er die Zahnpastatube über die Borsten der Zahnbürste, ohne sie aufzuschrauben, oder er stellt die Kaffeemaschine an, obwohl er noch kein Wasser eingefüllt hat.

■ **Befunderhebung**
Einfacher Objektgebrauch (Arbeitsblatt 10.3). Für diesen Test werden folgende Objekte benötigt:
– ein Hammer, ein Brett mit bereits fixiertem Nagel,
– ein Bleistiftspitzer und ein Bleistift,
– ein Radiergummi und ein Blatt Papier mit Bleistiftstrich,
– ein Schraubglas mit Deckel,
– ein Vorhängeschloss mit Schlüssel,
– eine Schere und Papier.

Dem Patienten werden die Gegenstände, die zu einer Aufgabe gehören, vorgelegt. Er wird gebeten, diese zu benutzen. Bei Bedarf kann die Therapeutin die Aufgabenstellung z. B. anhand des Stiftes (sie schreibt auf ein Blatt Papier) demonstrieren. Hat der Patient eine Parese, wird die Therapeutin die Gegenstände, falls nötig, fixieren, da die Benutzung der Objekte und nicht die Adaption an das einhändige Arbeiten im Vordergrund steht. Die Auswertung findet sich auf dem Arbeitsblatt 10.3.

Handlungsfolgen (Arbeitsblatt 10.3). Für diesen Test werden pro Handlung folgende Objekte benötigt:
– DIN-A4-Blatt, Locher, Ordner,

- Kerze, Streichholzschachtel mit Streichhölzern,
- einige Münzen und zwei Scheine, Geldbeutel mit getrenntem Kleingeld- und Scheinefach,
- einfacher Kugelschreiber, Extramine.

Dem Patienten werden jeweils die Gegenstände vorgelegt, die zu einer Aufgabe gehören. Er wird gebeten, die entsprechende Handlung auszuführen. Die Auswertung ist auf Arbeitsblatt 10.3 zu finden.

Analyse einer relevanten und prämorbid vertrauten Alltagshandlung (Arbeitsblätter 2.2 und 10.4) Der Patient führt eine vertraute Alltagsaufgabe durch. Dies könnte beispielsweise sein: ein Glas Wasser einschenken, Zähne putzen, ein Brot streichen, Kaffee oder Tee kochen, ein kleines Gericht zubereiten oder Einkaufen im Supermarkt. Bei der Durchführung der Tätigkeiten ist nun zu beachten, dass der Patient benötigte Objekte selbst auswählt, z. B. aus der Besteckschublade oder von der Werkzeugwand.

Auf Arbeitsblatt 2.2 wird die Tätigkeit dokumentiert, wie in ► Abschn. 2.4 beschrieben. So kann die Tätigkeit bei Bedarf zusätzlich bezüglich der Performance ausgewertet werden. Zur Beurteilung apraktischer Auffälligkeiten und zur Einschätzung der Alltagsrelevanz der Apraxie werden die Fragestellungen auf Arbeitsblatt 10.4 bearbeitet.

> Je komplexer die Tätigkeit, desto schwieriger ist sie für den Patienten. Insbesondere Reststörungen zeigen sich häufig erst in komplexen Situationen, z.B. beim Einkaufen oder bei der Zubereitung einer mehrteiligen, warmen Mahlzeit (Daumüller et al. 2004).

10.3   Bukkofaziale Apraxie

- **Begriffsbestimmung**

Beim Bestehen einer bukkofazialen Apraxie machen Patienten Fehler, wenn sie auf verbale Aufforderung oder in Imitation Bewegungen des Gesichtes oder des Mundes ausführen sollen (Goldenberg 2007a).

- **Typische Beobachtungen im Alltag**
- Der Patient hat Schwierigkeiten, die Gesichtsmuskulatur beim Essen und Trinken angepasst zu bewegen.
- Er hat Probleme beim Rasieren. Auch dabei finden nicht die notwendigen Anspassung im Gesicht statt.

- **Befundaufgabe**

Überprüfung der bukkofazialen Apraxie (Arbeitsblatt 10.5).

Lokalisation

Apraxien treten bei Rechtshändern in erster Linie bei Läsionen in der linken Hemisphäre auf und gehen meistens mit einer Aphasie einher. Bei Linkshändern sind unterschiedliche Konstellationen möglich (► Kap. 3; Goldenberg 2007a). Die mögliche Lokalisation von Apraxien umfasst ein ziemlich großes Gebiet, das sich vom unteren Parietallappen bis zum prämotorischen Anteil des Frontallappens erstreckt. Es kann auch die darunter liegende weiße Substanz und die Basalganglien mit einschließen.

Läsionen im linken Parietallappen können das gestörte **Imitieren einfacher Handstellungen** verursachen, während Beeinträchtigungen bei der Imitation von Finger- und Fußstellungen sowie von Bewegungssequenzen auch rechtshirnige Läsionen verursachen (Goldenberg 2008).

Die gestörte **Pantomime des Objektgebrauchs** konnte in Studien als ein Symptom linksfrontaler oder temporaler Läsionen nachgewiesen werden (Goldenberg 2007b).

Beeinträchtigungen des **Werkzeugs- und Objektgebrauchs** gehen meist mit großen Läsionen der linken Hemisphäre und mit schweren Aphasien einher. Läsionsanalysen (Goldenberg 2009b) zeigen, dass der Parietallappen dabei meist mit eingeschlossen ist, die Läsion sich aber nicht allein auf ihn beschränkt.

Komplexe Handlungsfolgen können nach links- wie rechtshirnigen, frontalen und diffusen Schädigungen gestört sein. Bei linkshirnigen Läsionen korreliert die Beeinträchtigung der mehrschrittigen Alltagshandlung mit dem gestörten Gebrauch einzelner Werkzeuge und Objekte (Goldenberg 2008).

Die **bukkofaziale Apraxie** ist in erster Linie ein Symptom von Läsionen der vorderen Anteile der Insel und angrenzender Anteile des unteren Frontallappens sowie der motorischen Zentralwindung (Goldenberg 2007a). Della Sala et al. (2006) weisen darauf hin, dass die »Gesichtspraxie« keine Leistung ist, die – wie lange angenommen – der linken Hemisphäre alleine zugeordnet werden kann. Vielmehr sprechen die Daten der funktionellen Bildgebung für ein weit verzweigtes bilaterales Netzwerk, das »Gesichts-Praxie-Funktionen« ermöglicht.

Patient:	Geb.-Dat.:	Therapeutin:	Datum:

Arbeitsblatt 10.1 Imitation bedeutungsloser Handstellungen (Goldenberg et al. 2003)

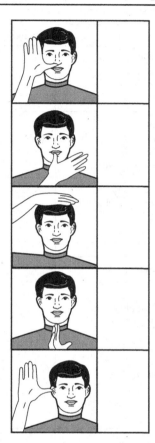
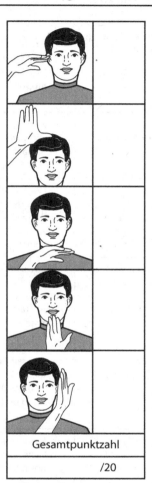

Gesamtpunktzahl
/20

Auswertung

Kleinere Abweichungen werden akzeptiert. Zielort und Stellung der Hand sollten jedoch getroffen werden. Bewegungseinschränkungen, z. B. durch Alter oder eine Vorerkrankung, sind zu berücksichtigen.

Pro Handstellung gibt es maximal zwei Durchgänge. Wird die Handstellung bereits im ersten Durchgang korrekt imitiert, werden zwei Punkte vergeben. Kann sie erst bei Wiederholung korrekt wiedergegeben werden, gibt es einen Punkt. Ist die Handstellung auch im zweiten Durchgang nicht korrekt, werden null Punkte vergeben. Zuletzt wird die Gesamtpunktzahl erfasst.

– Hinweis auf Apraxie, wenn weniger als 18 Punkte erreicht wurden.

Arbeitsblatt 10.1: Imitation bedeutungsloser Handstellungen (nach Goldenberg et al. 2001)

Patient:	Geb.-Dat.:	Therapeutin:	Datum:

Arbeitsblatt 10.2   Pantomime des Gebrauchs visuell dargebotener Objekte
(nach Goldenberg et al. 2003)

Aufgabenstellung	Pantomimische Ausführung (Griff und Bewegung)		Punkte
Therapeutin deutet auf das Trinkglas: »Welche Bewegung macht man damit?«	*Griff:* *Bewegung:*	– Senkrechter, weiter Zylindergriff – Hand bis kurz vor den Mund – Kippbewegung der Hand	1 1 1
Therapeutin deutet auf den Hammer: »Welche Bewegung macht man damit?«	*Griff:* *Bewegung:*	– Zylinder- oder Lateralgriff – Die Bewegung stoppt vor dem Tisch – Schlagbewegung (auf und ab) aus dem Ellbogen oder Handgelenk	1 1 1
Therapeutin deutet auf die Zahnbürste: »Welche Bewegung macht man damit?«	*Griff:* *Bewegung:*	– Horizontaler Lateral- oder enger Zylindergriff oder Finger als Objekt – Repetitive Bewegung – Abstand vom Mund (zwischen 0 und 10 cm)	1 1 1
Therapeutin deutet auf den Kamm: »Welche Bewegung macht man damit?«	*Griff:* *Bewegung:*	– Lateralgriff oder Finger als Kamm – Repetitive Bewegung tangential zum Kopf – Abstand zum Kopf oder über den Kopf streichen, durch die Haare fahren	1 1 1
Therapeutin deutet auf den Suppenlöffel: »Welche Bewegung macht man damit beim Essen?«	*Griff:* *Bewegung:*	– Lateralgriff – Kleine Schöpfbewegung in Tischnähe – Hand bis kurz vor den Mund führen	1 1 1
Therapeutin deutet auf den Schlüssel: »Welche Bewegung macht man damit?«	*Griff:* *Bewegung:*	– Pinzetten-/Spitz-/Lateralgriff – Hand zeigt vom Patienten weg – Rotation des Unterarmes in Längsachse	1 1 1
Therapeutin deutet auf das Brotmesser: »Welche Bewegung macht man damit?«	*Griff:* *Bewegung:*	– Lateral- oder enger Zylindergriff – Hand zeigt vom Patienten weg – Repetitve, größere Bewegungen aus dem Ellbogen- und Schultergelenk	1 1 1
	Gesamtpunktzahl		Σ

Arbeitsblatt 10.2: Pantomime des Gebrauchs visuell dargebotener Objekte (nach Goldenberg et al. 2003)

Auswertung (Richtwerte nach einer Studie von Goldenberg et al. 2003)

Pro Item werden maximal 3 Punkte vergeben. Punkte gibt es nur bei eindeutiger Erkennbarkeit des jeweiligen Bewertungskriteriums. Die maximale Punktzahl beiträgt 21 Punkte bei 7 korrekt ausgeführten Gesten.

- Hinweis auf Apraxie bei weniger als 18 Punkten.

Auswahl typischer apraktischer Auffälligkeiten bei dieser Testung

- Die Pantomime ist undifferenziert und schwer verständlich.
- Es kommt zu Suchbewegungen der Hand.
- Es kommt zu stereotypen Bewegungen.
- Es kommt zu Perseverationen.
- Der Patient versucht statt der Pantomime den Gegenstand selbst darzustellen, indem er z. B. den Umriss in die Luft zeichnet.

Fortsetzung

Patient:	Geb.-Dat.:	Therapeutin:	Datum:

Arbeitsblatt 10.3   Objektgebrauch und Handlungsfolgen

Einfacher Objektgebrauch

Anleitung: Die Therapeutin deutet zur Verständnissicherung jeweils auf die Objekte z. B. erst auf den Hammer, danach auf den Nagel und gibt dann die Instruktion.

Aufgabenstellung	Bemerkung
»Schlagen Sie bitte mit dem Hammer den Nagel ein.«	
»Spitzen Sie bitte den Bleistift.«	
»Radieren Sie bitte den Strich weg.«	
»Öffnen Sie bitte das Glas.«	
»Sperren Sie bitte das Schloss auf.«	
»Schneiden Sie bitte ein Stück Papier ab.«	

Auswertung

▷ Hinweis auf Apraxie ab einem Fehler (die genaue Abklärung folgt über die Durchführung einer Alltagstätigkeit).

Handlungsfolgen

Anleitung Die Therapeutin deutet zur Verständnissicherung jeweils auf die Objekte und gibt dann die Instruktion.

Aufgabenstellung	Bemerkung
»Lochen Sie bitte das Papier und heften es in den Ordner.«	
»Zünden Sie bitte die Kerze an.«	
»Räumen Sie bitte das Geld in den Geldbeutel.«	
»Wechseln Sie bitte die Kugelschreibermine aus.«	

Auswertung

– Hinweis auf Apraxie ab einem Fehler (die genaue Abklärung folgt über die Durchführung einer Alltagstätigkeit).

Arbeitsblatt 10.3: Objektgebrauch und Handlungsfolgen

Patient:	Geb.-Dat.:	Therapeutin:	Datum:

Arbeitsblatt 10.4   Analyse einer relevanten und prämorbid vertrauten Alltagshandlung

Ausgewählte Tätigkeit:

Fragestellungen

1. Kommt es zu falscher Objektauswahl?
2. Kommt es zu falschem Objektgebrauch?
3. Werden Handlungsschritte in ihrer logischen Reihenfolge vertauscht?
4. Fehlen Teilschritte innerhalb eines Handlungsablaufs?
5. Kommt es zu Handlungsabbrüchen bei bekannten Tätigkeiten?
6. Kommt es zu Perseverationen?
7. Wirken die Bewegungen des Patienten auch bei hochvertrauten Tätigkeiten zögerlich oder unbeholfen, über die Probleme hinaus, die durch die Adaption an die Einhändigkeit bedingt sind?
8. Kommt es zum Aufreten von Gefahrensituationen?

Arbeitsblatt 10.4: Analyse einer relevanten und prämorbid vertrauten Alltagshandlung

| Patient: | Geb.-Dat.: | . | Therapeutin: | Datum: |

Arbeitsblatt 10.5 Überprüfung der bukkofazialen Apraxie (nach Poeck 2002)

Die Therapeutin gibt die nachfolgenden Aufgaben sprachlich und imitatorisch vor:

Aufgabenstellung	Bemerkungen
»Rümpfen Sie bitte die Nase.«	
»Fletschen Sie die Zähne.«	
»Strecken Sie die Zunge heraus.«	
»Lecken Sie die Lippen.«	
»Blasen Sie die Backen auf.«	
»Schmatzen Sie.«	
»Schnalzen Sie wie Pferdegalopp.«	
»Spitzen Sie den Mund.«	
»Zischen Sie.«	
»Räuspern Sie sich.«	

Auswahl typischer apraktischer Fehler
- Ratloses Suchen nach der richtigen Stellung.
- Ungezielte Bewegungen z. B. statt gezielter Bewegung mit der Zunge wird der Mund geöffnet und dabei phoniert.
- Haften an einer vorangegangenen Bewegung.

Arbeitsblatt 10.5: Überprüfung der bukkofazialen Apraxie (nach Poeck 2006)

Literatur

Daumüller M, Goldenberg G, Hagmann S (2004) Therapiestudie: Objektgebrauch und Alltagstätigkeiten bei Apraxie. Ergother Rehabil 10: 5–13

Della Sala S, Maistrello B, Motto C, Spinnler H (2006) A new account of face
apraxia based on a longitudinal study. Neuropsychologia 44: 1159–1165

Goldenberg G (2007a) Neuropsychologie. Urban und Fischer, München

Goldenberg G (2007b) Pantomime of tool use depends on integrity of left
inferior frontal cortex. Cerebral Cortex 17: 2769–2776

Goldenberg G (2008) Apraxie. In: Gauggl S, Herrmann M (Hrsg) Handbuch
der Neuro- und Biopsychologie. Hogrefe, Göttingen, S 506–520

Goldenberg G (2009a) Apraxie. In: Sturm W, Hermann M, Münte T (Hrsg)
Lehrbuch der Klinischen Neuropsychologie. Spektrum Akademischer
Verlag, Heidelberg, S 545–557

Goldenberg G (2009b) The neural basis of tool use. Brain 132: 1645–1655

Goldenberg G (2014) Apraxie. In: Karnath HO, Goldenberg G, Ziegler W
(Hrsg) Klinische Neuropsychologie Kognitive Neurologie. Thieme,
Stuttgart, S 73–86

Goldenberg G, Laimgruber K, Hermsdörfer J (2001) Imitation of gestures by
disconnected hemispheres. Neuropsychologia 39: 1432–1443

Goldenberg G, Hartmann K, Schlott I (2003) Defictive pantomime of object
use in left brain damage: apraxie or asymbolia? Neuropsychologia 41:
1565–1573

Poeck K (2006) Apraxie. In: Hartje W, Poeck K (Hrsg) Klinische Neuropsychologie. Thieme, Stuttgart, S 227–239

Pusswald (2011) Apraxie. In: Lehrner J et al. (Hrsg) Klinische Neuropsychologie Grundlagen – Diagnostik – Rehabilitation. Springer, Wien, New
York S 491–500

Sprache und Kommunikation

Renate Götze

R. Götze, *Neuropsychologisches Befundsystem für die Ergotherapie*,
DOI 10.1007/978-3-662-47813-4_11, © Springer-Verlag Berlin Heidelberg 2015

Die vorgeschlagenen Testungen in diesem Kapitel dienen als Entscheidungshilfe, ob ein Patient zusätzlich zur Ergotherapie noch sprachtherapeutisch angebunden werden sollte. Berücksichtigt werden sowohl Sprachstörungen wie Aphasien und kognitive Dysphasien als auch Sprechstörungen wie Dysarthrien und Sprechapraxien. Bei Patienten, die bereits Sprachtherapie bekommen oder keine Auffälligkeiten in den Bereichen Sprache und Kommunikation zeigen, erübrigen sich selbstverständlich weitere Untersuchungen in der Ergotherapie.

11.1   Aphasien

- **Begriffsbestimmung**

Aphasien sind zentrale Sprachstörungen bei (weitgehend) abgeschlossener Sprachentwicklung. Die verschiedenen Modalitäten Sprachproduktion, Sprachverständnis, Lesen und Schreiben können in unterschiedlicher Gewichtung und Variabilität beeinträchtigt sein (Wehmeyer u. Grötzbach 2014a).

- **Typische Beobachtungen im Alltag**

Treffen einige der aufgelisteten Alltagsbeobachtungen auf den Patienten zu, so sollte eine sprachtherapeutische Behandlung eingeleitet werden.

- Der Patient hat Wortabrufprobleme.
- Er sagt (häufig) andere Wörter, als er möchte.
- Er bricht (häufig) mitten im Satz ab.
- Er macht beim Sprechen grammatikalische Fehler (z. B.: »Das Rezept ‚verinhaltet' auch Mehl.«)
- Er spricht ungebremst und inhaltslos.
- Er versteht Fragen oder Aufforderungen falsch oder gar nicht.
- Er hat Schwierigkeiten beim Lesen und kann den Inhalt nicht vollständig verstehen.
- Er liest etwas anderes, als da steht.
- Er schreibt sehr fehlerhaft, z. B. mit Vertauschungen von Buchstaben oder sinnlosen Buchstabenkombinationen, eventuell auch, ohne dies selbst zu bemerken.

- **Differenzialdiagnostik**

Gedächtnisstörungen können ähnlich wie Wortabrufstörungen imponieren (► Kap. 8).

- **Befunderhebung**

Bestehen nach den Alltagsbeobachtungen noch Unsicherheiten, ob eine Störung auf höherem Niveau vorliegt (sprich: ob Probleme bei komplexen Anforderungen auftreten), können folgende Tests durchgeführt werden.

Lesen, Sprachverständnis und mündliche Sprachproduktion (Arbeitsblatt 11.1) Der Patient wird gebeten, den Zeitungsartikel laut zu lesen. Im Anschluss soll er den Inhalt mündlich kurz zusammenfassen. Beobachtet wird, ob sich Auffälligkeiten beim Lesen zeigen, Wort-Ersetzungen, Buchstabenvertauschungen

u.Ä. Bei der mündlichen Wiedergabe wird beobachtet, ob der Patient den Inhalt verstehen und reproduzieren kann, Wortabrufprobleme hat, falsche Wörter benutzt o.Ä.

Bei Auffälligkeiten kann zusätzlich die nachfolgende Bildbeschreibung (Arbeitsblatt 11.2) durchgeführt werden.

Bildbeschreibung (Zusatzaufgabe zur mündlichen Sprachproduktion) Die Handlung auf dem Bild soll vom Patienten beschrieben werden. Die Therapeutin beurteilt neben den oben genannten Punkten die Frage, ob die wesentlichen Informationen wiedergegeben wurden. Aus einer kleinen Stichprobe von 20 Normalpersonen haben wir zwei sehr unterschiedliche Beschreibungen herausgesucht. Sie zeigen auf, wie unterschiedlich eine normale Leistung sein kann. Die im ersten Beispiel unterstrichenen Aspekte wurden von fast allen Probanden genannt und sollten somit auch weitgehend in der Untersuchung vom Patienten erwähnt werden.

- »<u>Zwei Kinder</u>, ein Junge und ein Mädchen, spielen. Sie <u>zertrampeln</u> dabei die <u>Blumen</u>. Die Kinder schauen glücklich aus. Drinnen sitzen <u>zwei Mütter</u> am <u>Tisch</u> und <u>trinken Kaffee</u>. Die Frauen <u>unterhalten sich</u>. Sie <u>können die Kinder aus dem Fenster sehen</u>.«
- »Zwei Mütter sitzen in der Küche und trinken Kaffee. Sie haben Glück, dass sie einen Garten haben. Sie können in den Garten hinausschauen. Dort spielen zwei Kinder. Es muss der Jahreszeit nach Ende April oder Mai sein, da die Tulpen blühen. Eine der Frauen hat eine dickere Jacke an, dagegen sind die Kinder draußen nur mit kurzen Hosen und Hemden gekleidet, erstaunlich. Die Frauen sind gut gelaunt. Der Ball ist in die Blumen gefallen. Ich weiß nicht, was die eine Mutter sagen wird, wenn sie das sieht. Es muss ein behütetes Haus sein, da man durch den Zaun nicht durchsehen kann. Es scheint ein recht ordentlicher Haushalt zu sein. Die Frau, die dort wohnt, hat sich nicht einmal die Mühe gemacht, Kaffee und Milch auf den Tisch zu stellen. Deshalb denke ich, dass der Besuch überraschend kam.«

Schriftliche Sprachproduktion Der Patient wird gebeten, in 4–5 Sätzen niederzuschreiben, was er gerne in der Freizeit macht. Ähnlich wie bei der mündlichen Sprachproduktion achtet die Therapeutin auf Wortauslassungen, Wort- bzw. Buchstabenersetzungen, Buchstabenvertauschungen oder grammatikalische Auffälligkeiten.

Auditives Sprachverständnis Fünf Objekte (Tasse, Schlüssel, Teelöffel, Papiertaschentuch, Bleistift) werden vor dem Patienten platziert. Vor jeder Aufgabenstellung werden die Gegenstände immer wieder auf die gleiche Art und Weise vor den Patienten gelegt. Nun wird er gebeten, die folgenden Instruktionen zu befolgen:

- Rühren Sie bitte mit dem Teelöffel in der Tasse.
- Nehmen Sie bitte alle Gegenstände vom Tisch, bis auf die Tasse.

- Legen Sie bitte den Teelöffel und den Bleistift neben die Tasse.
- Legen Sie das Papiertaschentuch auf den Schlüssel.
- Klopfen Sie mit dem Schlüssel auf den Tisch.
- Machen Sie bitte mit dem Teelöffel eine Schreibbewegung.
- Wischen Sie mit dem Taschentuch den Teelöffel ab.
- Bevor Sie die Tasse neben das Taschentuch stellen, drehen Sie den Schlüssel um.
- Stülpen Sie die Tasse über den Schlüssel.
- Geben Sie mir einen Gegenstand nach dem anderen in meine Hand.

Es besteht der Verdacht auf eine Sprachverständnisstörung, wenn mindestens zwei von den zehn Instruktionen nicht verstanden wurden.

11.2 Kognitive Dysphasie

■ Begriffsbestimmung

Der Begriff der kognitiven Dysphasie, auch nichtaphasische Sprach- und Kommunikationsstörung genannt, fasst kommunikative Auffälligkeiten in Zusammenhang mit kognitiven Beeinträchtigungen zusammen (Schneider 2014). Betroffen ist das Kommunikationsverhalten, während die sprachliche Form weitgehend unbeeinträchtigt ist. Die Störung wird häufig dem dysexekutiven Syndrom (▶ Kap. 9) zugeordnet (Coelho et al. 1995; Glindemann u. von Cramon 1995).

■ Typische Beobachtungen im Alltag

Treffen einige der aufgelisteten Alltagsbeobachtungen auf den Patienten zu, so sollte eine Befunderhebung im Bereich der Kommunikation durchgeführt und gegebenenfalls eine sprach- oder verhaltenstherapeutische Therapie eingeleitet werden.

- Der Patient schweift schnell vom Thema ab und findet oft ohne Unterstützung des Gesprächspartners den Faden nicht wieder.
- Er beachtet keine Sprecherwechsel und unterbricht den Gesprächspartner häufig.
- Er nimmt im Gespräch keinen Blickkontakt auf.
- Er reagiert kaum oder nicht auf soziale Signale des Gesprächspartners, wie z. B. verärgerte oder verständnislose Blicke.
- Er bricht Gespräche abrupt ab.
- Er kann das Gesprächsverhalten auch auf Hinweis nicht anpassen.

Oder:
- Er antwortet nur sehr knapp.
- Er reagiert lediglich auf Ansprache.

- Er hat einen verarmten aktiven Wortschatz und benutzt nur einzelne Wörter oder einfache Sätze.

■ Differenzialdiagnostik

Schwere Gedächtnisstörungen (▶ Kap. 8) führen auch zu einem auffälligen Kommunikationsverhalten. Patienten wiederholen beispielsweise Aussagen regelmäßig, da sie sich nicht erinnern, dies bereits geäußert zu haben.

Außerdem sollte an möglicherweise weitere vorhandene Störungen im Bereich der exekutiven Funktionen gedacht werden (▶ Kap. 9).

■ Befunderhebung

Bildbeschreibung Der Patient soll das Bild auf Arbeitsblatt 11.2 mündlich beschreiben. Überprüft wird, ob er alle wesentlichen Informationen beschreibt. Ferner wird überprüft, ob er zu sehr ins Detail geht und an unwesentlichen Inhalten hängenbleibt oder ob er zu wenig beschreibt und früh signalisiert, dass er fertig ist. Beschreibungsbeispiele finden sich unter ▶ Abschn. 11.1.

Redewendungen erklären Der Patient soll die folgenden Redewendungen erklären:
- Die Füße in die Hand nehmen.
- Jemandem den Kopf waschen.
- Auf großem Fuß leben.
- Die Katze aus dem Sack lassen.
- Mit dem Kopf durch die Wand gehen.
- Wissen, wie der Hase läuft.
- Jemanden auf den Arm nehmen.
- Mit einem blauen Auge davonkommen.

Es besteht Verdacht auf eine Sprachstörung, wenn der Patient den metaphorischen Gehalt nicht erfassen kann und mindestens zwei von den acht Redewendungen falsch erklärt.

Angehörigenbefragung Die Angehörigen sollten befragt werden, ob sie das Gesprächsverhalten des Patienten als verändert erleben (▶ Arbeitsblatt 9.2).

11.3 Sprechstörungen

11.3.1 Sprechapraxien

■ Begriffsbestimmung

Bei der Sprechapraxie handelt es sich um eine Planungs- bzw. Programmierungsstörung, bei der die Sprechmuskulatur im Gegensatz zur Dysarthrie nicht beeinträchtigt ist. Sie ist gekennzeichnet durch eine erschwerte Aktivierung, Initiierung und Koordination von Sprechbewegungen (Huber 2002).

■ **Typische Beobachtungen im Alltag**

Treffen einige der aufgelisteten Alltagsbeobachtungen auf den Patienten zu, so sollte eine sprechtherapeutische Behandlung eingeleitet werden.

- Der Patient spricht teilweise mühsam, angestrengt und schwer verständlich.
- Laute werden beim Sprechen ersetzt oder entstellt produziert.
- Er hat eine/n auffällige/n Sprechmelodie und -rhythmus (z. B. sehr silbisches Sprechen und/oder setzt falsche Wort- und Satzakzente).
- Er zeigt häufig sichtbare oder hörbare Suchbewegungen und ist mit seiner Sprechweise unzufrieden.

11.3.2 Dysarthrien

■ **Begriffsbestimmung**

Dysarthrien sind Störungen der Steuerung und Ausführung von Sprechbewegungen z. B. durch Paresen, ataktische Bewegungsstörungen oder Rigidität. Es sind die Artikulation, die Atmung, die Phonation und die Sprechmelodie betroffen, und es kann zu einer Beeinträchtigung der Verständlichkeit kommen (Huber 2002; Ziegler 2006).

■ **Typische Beobachtungen im Alltag**

Treffen einige der aufgelisteten Alltagsbeobachtungen auf den Patienten zu, sollte eine sprechtherapeutische Behandlung eingeleitet werden.

- Der Patient hat eine reduzierte oder übersteigerte Artikulationsschärfe.
- Er hat verkürzte Sprechatmungsphasen.
- Er hat einen rauen, behauchten oder gepressten Stimmklang.
- Er kann seine Stimme in der Tonhöhe und in der Lautstärke nicht gezielt variieren.

Lokalisation

Aphasien

Vor allem Läsionen im Bereich der perisilvischen Sprachregion und den angrenzenden Gebieten der linken Großhirnhemisphäre (Versorgungsgebiet der Arteria cerebri media) verursachen **zentrale Sprachstörungen** bei Rechtshändern (► Kap. 3). **Semantische Störungen** können auch durch Läsionen des mittleren, unteren linken Temporallappens verursacht werden (Goldenberg 2007a).

Zentrale nicht-aphasische Sprachstörungen

Zentrale nicht-aphasische Sprachstörungen können nach Läsionen des präfrontalen Kortex, des Temporallappens und nach diffusen oder multiplen Hirnschädigungen unter Mitbeteiligung frontotemporaler Strukturen, z. B. nach SHT, auftreten.

Sprechapraxie

Sprechapraxie tritt häufig nach linkshirnigen Läsionen im Versorgungsgebiet der A. cerebri media auf. Es sind benachbarte Hirngebiete des Broca-Zentrums betroffen, v.a. der prämotorische Kortex, das angrenzende des frontalen Operculums, die Inselrinde und das darunter liegende Marklager (Wehmeyer u. Grötzbach 2014b)

Dysarthrien

Dysarthrien treten nach Schädigungen des peripheren oder zentralen Nervensystems auf. Sie sind häufig »verbunden mit Läsionen motorischer Zentren, insbesondere des motorischen Gesichtskortex und der absteigenden kortiko-fugalen Bahnen beidseits, der motorischen Hirnnerven V, VII, IX, X, XI und XII und der im Rückenmark gelegenen Kerne C1–C8 und T1–T12, der motorischen Basalganglienschleife, inklusive der lateralen Kerne des Thalamus, sowie des Kleinhirns mit seinen afferenten und efferenten Projektionen« (Ziegler 2006, S. 79).

Patient:	Geb.-Dat.:	Therapeutin:	Datum:

Arbeitsblatt 11.1   Zeitungsausschnitt

»Hepburn macht Bayern froh« titelte kürzlich eine große Münchner Zeitung. Dem Bericht zufolge fand ein Briefträger aus Hof eine abgestempelte Briefmarke mit dem Konterfei der Schauspielerin Audrey Hepburn. Eine Briefmarke, die es eigentlich gar nicht geben dürfte, da diese unmittelbar nach der Drucklegung im Jahr 2001 durch einen Einspruch von Hepburn-Angehörigen verboten worden war und somit gar nicht in Umlauf kam. Die wertvolle Marke (Sammler schätzen den Wert auf bis zu 50.000 Euro) wurde nun erstmals im Haus der Philatelie und Postgeschichte in Bonn der Öffentlichkeit vorgestellt.

Der glückliche Finder bezog seit Jahren abgestempelte Briefmarken von der Poststelle einer Wolfsburger Firma und berichtete, dass ihm die Marke sofort unter den anderen auffiel und er sich wunderte. »Schließlich kenne ich alle deutschen Marken. Aber die mit Frau Hepburn hatte ich noch nie vorher gesehen«, sagte er der Zeitung. Außerdem gab er an, sich mit dem Verkauf der Briefmarke beeilen zu wollen, da der Preis fiele, falls noch eine andere Audrey-Marke auft auchen würde.

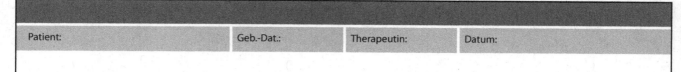

Patient:	Geb.-Dat.:	Therapeutin:	Datum:

Arbeitsblatt 11.2 Bildbeschreibung

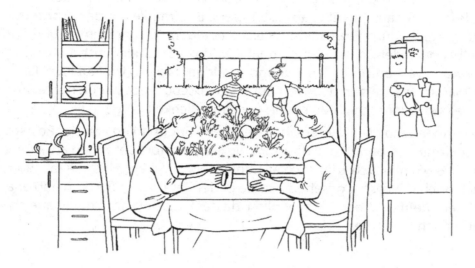

Arbeitsblatt 11.2: Bildbeschreibung

Literatur

Coelho CA, Liles BZ, Duffy RL (1995) Impairments of discourse abilities and executive functions in traumatically brain injury adults. Brain Injury 9: 471–477

Glindemann R, Cramon von DY (1995) Kommunikationsstörungen bei Patienten mit Fontalhirnläsionen. Sprache Stimme Gehör 19: 1–7

Goldenberg G (2007a) Neuropsychologie. Urban und Fischer, München

Huber W (2002) Dysarthrie. In: Hartje W, Poeck K (Hrsg) Klinische Neuropsychologie. Thieme, Stuttgart, S 174–202

Schneider B (2014) Kognitive Dysphasie. In: Thiel MM, Frauer C, Weber S (Hrsg) Aphasie. Springer, Berlin, Heidelberg, S 56–58

Wehmeyer M, Grötzbach H (2014a) Was bedeutet eigentlich Aphasie. In: Thiel MM, Frauer C, Weber S (Hrsg) Aphasie. Springer, Berlin, Heidelberg, S 4–6

Wehmeyer M, Grötzbach H (2014b) Sprechapraxie. In: Thiel MM, Frauer C, Weber S (Hrsg) Aphasie. Springer, Berlin, Heidelberg, S 54–56

Ziegler W (2006) Sprechapraxie und Dysarthrie. In: Karnath HO, Hartje W, Ziegler W (Hrsg) Kognitive Neurologie. Thieme, Stuttgart, S 72–83

Umgang mit Zahlen und Geld (Akalkulie)

Renate Götze

R. Götze, *Neuropsychologisches Befundsystem für die Ergotherapie*,
DOI 10.1007/978-3-662-47813-4_12, © Springer-Verlag Berlin Heidelberg 2015

▪ Begriffsbestimmung

Akalkulie ist ein Sammelbegriff für Störungen im Umgang mit Zahlen nach einer Hirnschädigung. Die Symptome einer Akalkulie lassen sich grob in Störungen der Zahlenverarbeitung (z. B. beim Hören, Schreiben oder Lesen), der mentalen Verarbeitung von Zahlengrößen und des mündlichen oder schriftlichen Rechnens, inklusive der Verarbeitung der Rechenzeichen unterteilen (Willmes u. Klein 2014).

▪ Generelle Hinweise zur Befunderhebung

Akalkulien treten am häufigsten in Verbindung mit Aphasien auf und werden dann als Akalkulie bei Aphasie bezeichnet. Hierbei sind die Zahlenverarbeitung und häufig auch Rechenoperationen beeinträchtigt. Daneben gibt es einige nichtsprachliche Ursachen für Störungen im Umgang mit Zahlen und Geld. Beispielsweise werden bei räumlich-visuellen Störungen z.T. Zahlen beim Lesen ausgelassen. Bei Gedächtnisstörungen kann es zu Vertauschungen innerhalb mehrstelliger Zahlen kommen. Außerdem können Aufmerksamkeitsstörungen das zugrunde liegende Problem sein. Befunderhebung und Therapie sollten sich an den Anforderungen orientieren, die an den Patienten in Alltag und Beruf gestellt werden (Claros Salinas et al. 2009). Dabei ist einerseits sein prämorbides Leistungsniveau zu beachten und andererseits, welche Anforderungen in absehbarer Zeit wieder an ihn gestellt werden. Es ist also vor einer differenzierten Diagnostik abzuwägen, welchen Stellenwert die Akalkulie derzeit für den Patienten hat.

Einschätzung zur Awareness Auf Arbeitsblatt 2.1 wird die Awareness des Patienten eingeschätzt, wenn Auffälligkeiten im Bereich Umgang mit Zahlen und Geld festgestellt wurden (► Abschn. 2.2).

▪ Typische Beobachtungen im Alltag

- Der Patient gibt die Uhrzeit falsch wieder.
- Er kann im Fernsehprogramm oder auf Fahrplänen die Uhrzeit nicht lesen.
- Er kann Mengen- oder Preisangaben nicht lesen bzw. liest sie falsch vor.
- Er kann sich Zahlen z. B. die Geheimzahl für die Geldkarte nicht merken.
- Er kann Zahlen z. B. sein Geburtsdatum, seine Telefonnummer nicht sagen.
- Er kann notierte Telefonnummern nicht eingeben.
- Er kann bei Einkäufen erforderliche Geldbeträge nicht schätzen und oder addieren.

▪ Befunderhebung

Aiblinger Akalkulie Screening (AAS) Für eine fundierte Befunderhebung empfehlen wir das Aiblinger Akalkulie Screening von Keller und Maser (2004). Es umfasst zwei Teile. Der erste Teil prüft ausschließlich sprachliche Leistungen in Bezug auf Zahlen/Ziffern, Zahlwörter und mathematische Zeichen. Patienten mit Problemen in diesem Bereich sollten in jedem Fall sprachtherapeutisch behandelt werden. Der zweite Testteil

überprüft alltagsrelevante Rechenleistungen, beispielsweise den Umgang mit Geld, Umgang mit Zahlen, einfache Rechenoperationen, Ablesen der Uhr, Umgang mit Fahrplänen oder das Berechnen von Terminen und Daten. Für beide Testteile sind Normdaten vorhanden.

Lokalisation

Akalkulien treten nach den verschiedensten fokalen oder globalen erworbenen Hirnschädigungen auf. Entsprechend können sie auch isoliert oder in Kombination mit Störungen anderer höherer Hirnleistungen wie Gedächtnis-, räumlicher, exekutiver oder Aufmerksamkeitsleistungen auftreten (Willmes u. Klein 2014).

Literatur

Claros Salinas D, Nuerk HC, Willmes K (2009) Störungen der Zahlenverarbeitung. In: Sturm W, Hermann M, Münte TF (Hrsg) Lehrbuch der Klinischen Neuropsychologie. Spektrum Akademischer Verlag, Heidelberg, S 619–642

Keller I, Maser I (2004) Aiblinger Akalkulie Screening (ASS). natverlag, Hofheim

Willmes K, Klein E (2014) Akalkulie. In: Karnath HO, Goldenberg G, Ziegler W (Hrsg) Klinische Neuropsychologie – Kognitive Neurologie. Thieme, Stuttgart, S 133–146

Serviceteil

R. Götze, *Neuropsychologisches Befundsystem für die Ergotherapie*,
DOI 10.1007/978-3-662-47813-4, © Springer-Verlag Berlin Heidelberg 2015

Dokumentationsbogen

Aufnahmedatum:		Name:
Entlassungsdatum:		Geb.-Datum:

Neuropsychologischer Befundbogen

Händigkeit: Lateralitätsquotient

Ergebnisse im Bereich Sensorik

Sehen _____

Hören _____

Sensibilität _____

Riechen und Schmecken _____

Ergebnisse im Bereich Neglect/Extinktion

Visueller Neglect _____

Somatosensibler Neglect _____

Motorischer Neglect _____

Akustischer Neglect _____

Personaler Neglect _____

Extinktion _____

Ergebnisse im Bereich Räumliche Leistungen

Räumlich-perzeptive Leistungen _____

Räumlich kognitive Leistungen _____

Räumlich-konstruktive Leistungen _____

Ergebnisse im Bereich Aufmerksamkeit _____

_____

Ergebnisse im Bereich Lernen und Gedächtnis _____

_____

Orientierung _____

Ergebnisse im Bereich Exekutive Funktionen

Antrieb _____

_____

Handlungsplanung und -kontrolle _____

_____

Sozialverhalten _____

_____

Ergebnisse im Bereich Apraxie

Gestenproduktion _____

_____

Objektgebrauch und Handlungsfolgen _____

_____

Bukkofaziale Apraxie _____

Ergebnisse im Bereich Sprache und Kommunikation

Aphasien _____

Zentrale, nichtaphasische Sprachstörungen _____

Sprechapraxie _____

Dysarthrien _____

Ergebnisse im Bereich Umgang mit Zahlen und Geld

_____

Die Arbeitsblätter

Empfohlene Literatur

Empfohlene Literatur zur Vertiefung in die Thematik

Goldenberg G (2007) Neuropsychologie. Urban und Fischer, München Jena

Gauggel S, Hermann M (Hrsg) (2008) Handbuch der Neuro- und Biopsychologie. Hogrefe, Göttingen

Hartje W, Poeck K (Hrsg) (2002) Klinische Neuropsychologie. Thieme, Stuttgart

Karnath H-O, Thier P (Hrsg) (2006) Neuropsychologie. Springer, Heidelberg

Karnath HO, Goldenberg G, Ziegler W (Hrsg) (2015) Klinischer Neuropsychologie – Kognitive Neurologie. Thieme, Stuttgart

Sturm W, Herrmann M, Münte T (Hrsg) (2009) Lehrbuch der Klinischen Neuropsychologie. Spektrum Akademischer Verlag, Heidelberg

Thöne-Otto A, Markowitsch HJ (2004) Gedächtnisstörungen nach Hirnschädigung. Hogrefe, Göttingen

Internetadresse

Gehirnatlas: ▶ www.Gehirn-atlas.de

Empfohlene Literatur mit Anregungen zur Therapie

Bartsch T, Falkai P (Hrsg) (2013) Gedächtnisstörungen. Springer, Heidelberg

Engelke G, Middendorf C, Neidhard K (2005) Ergotherapeutische Untersuchungsreihe neuropsychologischer Störungen – EUNS. Schulz-Kirchner Verlag GmbH, Idstein

Fries W, Lössl H, Wagenhäuser S (2007) Teilhaben. Neue Konzepte der Neurorehabilitation- für eine erfolgreiche Rückkehr in Alltag und Beruf. Thieme, Stuttgart

Gauggel S, Kerkhoff G (Hrsg) (1997) Fallbuch der Klinischen Neuropsychologie. Hogrefe, Göttingen

Goldenberg G, Pössl J, Ziegler W (Hrsg) (2002) Neuropsychologie im Alltag. Thieme, Stuttgart

Habermann C, Kolster F (Hrsg) (2009) Ergotherapie im Arbeitsfeld Neurologie. Thieme, Stuttgart

Müller SV (2009) Störungen der Exekutivfunktionen – wenn Handlungsplanung zum Problem wird. Schulz-Kirchner Verlag, Idstein

Prigatano GP (2004) Neuropsychologische Rehabilitation. Springer, Heidelberg

Stichwortverzeichnis

Ihr Bonus als Käufer dieses Buches

Als Käufer dieses Buches können Sie kostenlos das eBook zum Buch nutzen. Sie können es dauerhaft in Ihrem persönlichen, digitalen Bücherregal auf springer.com speichern oder auf Ihren PC/Tablet/eReader downloaden.

Gehen Sie dazu bitte wie folgt vor

1. Gehen Sie zur springer.com/shop und suchen Sie das vorliegende Buch (am schnellsten über die Eingabe der ISBN).
2. Legen Sie es in den Warenkorb und klicken Sie dann auf „zum Einkaufwagen/zur Kasse".
3. Geben Sie den unten stehenden Coupon ein. In der Bestellübersicht wird damit das eBook mit 0, - € ausgewiesen, ist also kostenlos für Sie.
4. Gehen Sie weiter zur Kasse und schließen den Vorgang ab.
5. Sie können das eBook nun downloaden und auf einem Gerät Ihrer Wahl lesen. Das eBook bleibt dauerhaft in Ihrem Springer digitalem Bücherregal gespeichert.

Ihr persönlicher Coupon

fcfNYwR589fa6cD

Printed in the United States
By Bookmasters